一位天才神經外科醫師
最後的生命洞察

當呼吸化為空氣

WHEN BREATH BECOMES air

PAUL KALANITHI
保羅．卡拉尼提——著　唐勤——譯

目次

肺臟滿布腫瘤無數，脊柱畸形，有一葉肝臟被侵蝕。
癌症，擴散極廣。我是神經外科住院醫師，最後一年的訓練剛開始。
過去六年來，這類片子我看過無數次，
可是，這次不同：我看的是自己的片子。

各界感動迴響

我保證，你要是想看完這本書之後就忘記它，根本不可能。熱情地工作及奮鬥、延後滿足欲望、等待去生活、學習面對死亡——卡拉尼提傳達得太好了。沒有絲毫自憐，沒有任何誇張描述，而且內容紮實，不可錯過。

——《紐約時報》（*The New York Times*）

寫於作者面對末期癌症診斷的時刻，其實是悲傷的故事，可是很值得讀者投注情感於其中，儘管調性灰黯，卻意外地振奮人心。

——《華盛頓郵報》（*The Washington Post*）

具有古希臘悲劇的分量和智慧……滿溢著關於人生有限的洞察力和反思，而出自一位身受這方面訓練、即將面對大限之日的醫師，尤其觸人心弦。

——《波士頓環球報》（*The Boston Globe*）

卡拉尼提下筆不故作傷感，這本書才如此不落窠臼——又如此令人痛心……此書一如他的生命，唯一的缺憾便是結束得太早了。

——《娛樂週刊》（*Entertainment Weekly*）

一位具天賦的作家對於人生大限的感人冥思。作者具備醫師、病人雙重觀點，提供獨有的清澄視野……寫作並非替大腦開刀，然而，嫻熟後者的人對前者也有這麼深的功力，實在罕見。

——科克斯書評（Kirkus Reviews）

動人而且穿透人心的回憶錄……作者滔滔不絕地吐露真心與反省人生，探討如何活出生命的意義，就算死亡陰影籠罩也不退縮。此書將促使讀者靜下來思考自己的價值與有限的生命。

——《書單》（*Booklist*）

有力而深刻……在作者辭世後才出版的這本回憶錄文字簡潔……立志成為醫師者必讀……對生命的意義進行深刻的思考。

——《週日泰晤士報》（*Sunday Times*）

與其說是回憶錄，更是人生與生命意義的體現……一本至為重要的書。

——《經濟學人》（*The Economist*）

這本書的力量在於，作者明確指出，所有的人，不論知道與否，每天都在面對自己的死亡。我們面對的真正問題不在於能活多久，而是如何活，只不過在任何醫學教科書上都找不到答案。

——《衛報》（*The Guardian*）

■推薦序

一個由苦路中走出來的修行者

嚴長壽（公益平台文化基金會董事長）

斯人而又斯疾！大概是大多數看完這本書的朋友們，當下所會喟嘆的一句話！

這真是一本讓人只要從序幕開始讀起，就無法再放下的好書。因為這本書真真實實記述了一位腦神經外科醫師，在短暫卻緊湊的一生，面對病痛與死亡的修煉過程。他真是一個由苦路中走出來的修行者。

面對死亡是每個人從出生之後，就必然要經歷的一個重要生命課程；即便如經常與死神拔河的卡拉尼提醫師，也無法自免於死亡的威脅，扎扎實實地讓我們體會到人生的萬般無常。

他這短暫又精彩的人生，似乎冥冥之中早已經被安排好，要他先從文學奠定扎實的敘事能力，然後再以他素淨而優美的文學素養，敘述自己從稚嫩的醫學生，到選擇成為最高難度的腦神經外科醫師，而後面臨夫妻感情的掙扎，到發覺自己的病灶，然後從醫師的身分轉換成病人的角色，最後終於坦然面對死亡的完整心歷路程！

最令我感動的，是卡拉尼提醫師對於生命意義的一再探問。當死亡陰影緊追身後，他滿腔的疑問，其實無法從科學或醫學獲得指引，因為那些都是關乎人生而為人，最根本的存在價值。像是他該回去當神經外科醫師，或者就此放棄自己努力十多年的成果？他們夫妻倆是否該生個孩子？面對充滿不確定的未來，他該如何活下去？……這些問題如此真實、迫切，但只能靠自己找到方向。

他為了想親自一窺生死的祕密，離開文學，進入醫學，而在人生最後一哩路，他重回文學，並找到自己的位置，將自己對於生命價值、醫師使命的思考，化為這本深刻、震撼的書，讓人感動之餘，也真實呈現出生命的重量與珍貴，更引領我們去思考，去找到屬於自己的存在意義。如同他的醫師對他所說的：「你得靠自己去找到價值所在；想清楚什麼對你最重要。」

除此之外，卡拉尼提醫師用「喚」來形容行醫者，也令人動容。當台灣醫學界面臨所謂「四大皆空」窘況的當下，這本書再一次見證了身為醫者的重要，及其神聖與偉大。卡拉尼提醫師從來沒有因自己的選擇而後悔，即使是在察覺自己癌症再度復發以後，他反倒更珍惜自己最後一次在手術室執刀的機會，以此向自己畢生的志業，做一個完美而沉默的告別！

▪推薦序

一個刻骨銘心的生命故事

黃達夫（和信治癌中心醫院院長）

保羅．卡拉尼提醫師自幼好奇，喜愛思考、探索生命的奧祕。在大學及研究所主修文學、哲學、生物學後，決定成為與死亡最接近的神經外科醫師並從事神經學的研究，他這個轉折是為了：「去找書本以外的答案……去跟受苦的人建立關係，繼續去追尋是什麼東西能使人類的生命有意義。」

在這過程中，他強烈的責任感與道德觀驅使他力求專業的精進，以便將病人從生死關頭搶救回來。但人文關懷才是他行醫的核心價值，他提到：「當天晚上，我對一個母親輕聲解釋她的新生兒出生就沒有大腦，不久就會死去，然後在開車回家路上……突然，淚水滾落我的臉頰，在這些時刻跟病人在一起，當然要付出情感的代價，可是也有報償。我不覺得自己在任何一天有任何一分鐘質問自己，幹嘛從事這個工作，或這個工作值不值得做。去保護生命的召喚，不只是生命，也包括另一個人的自我認同，也許稱之為靈魂也不算太過分，其神聖不言而喻！」顯然，他對這個志業的選擇義無反顧。

了解他最深的太太露西．卡拉尼提醫師說：「他寫這本書帶著時不我與的緊迫感，帶著重要事情必須說出的急切感，保羅挺身站在死亡面前……以醫師身分，也以病人身分冷眼凝視死亡……他的力量來自他的企圖心與努力……因為他一生都在探索『怎麼活得有意義』這個至關重要的領域。」

這番話，更讓我們看到卡拉尼提醫師一直到生命的最後一刻，仍不停歇地在照亮他人的生命。

這是一個刻骨銘心、淒美動人的生命故事。卡拉尼提醫師的言行，不就是鞠躬盡瘁、死而後已，最真實的寫照嗎？個人深深相信，他的故事將影響並改變無數的生命。

我也要在此與同樣是神經外科醫師的醫師作家亨利・馬許（Henry Marsh，《但求無傷》作者）一齊呼籲：「每個醫師都應該讀這本書……此書將幫助我們並克服自醫學院畢業以來，我們所有人一直在自己跟病人之間築起的壁壘。」我們在行醫的路上，要時時警惕自己，病醫關係才是醫療的根本。更不要忘記，醫療志業是一種召喚，就如卡拉尼提醫師所說：「如果當它是份職業做，那就是世上最糟的職業之一。」

▪推薦序

出師未捷身先死　長使英雄淚滿襟

賴其萬（和信治癌中心醫院醫學教育講座教授兼神經內科主治醫師）

當我讀完《當呼吸化為空氣》的原文書，感動之餘寫了一篇書摘發表於「民報」，文末我寫道，聽說台灣已獲得這本書中譯本的授權，衷心期待不久台灣將會有更多與我一樣深受感動的讀者。想不到「時報文化」就來信告知，名譯作家唐勤已完稿，而這本書的中文版即將問世，並邀我作序。

作者保羅．卡拉尼提醫師是一位印度裔的美國神經外科醫師兼作家，他在史丹佛大學主修英國文學與人類生物學，並獲得文學（史丹佛）與哲學（劍橋）碩士，而後畢業於耶魯大學醫學院。畢業後在史丹佛大學醫院接受神經外科住院醫師訓練，卻在生涯的巔峰，發現末期癌症，於三十七歲英年早逝。這本書就是他在燦爛人生結束前，寫下的規劃生涯、探索人生意義，以及面對死亡的心路歷程。

他描述自己透過文學與哲學，更了解別人的經驗，並由此激發道德反思，追尋生命意義。同時，由於對人類生物學的興趣，了解每個人都是透過大腦的各種功能建立人際關係，而認識自己的人生，最後他決定棄文從醫，以期深入探索生命。畢業時，雖然同學多以將來就業的生活品質為選擇臨床科系之主要考量，但看到一位神經外科醫師對腦瘤病童的母親真誠解釋病情，他深受感動，因而發現神經外科最具道德、情緒、智能、體力的挑戰，並能滿足他對神經科學的喜愛。

發現癌症以後，他的專科醫師始終拒絕回答他「還能再活多久」，但卻一再提醒他，最重要的是思索人生的價值。當他接受標靶治療而好轉時，他告訴醫師，他發現「以自己的專長幫助病人」是他的人生最高價值，因此選擇回到醫院繼續為病人開刀，直到癌症復發才作罷。他細膩地描述外科生涯最後一天的所做與所想，字裡行間充滿敬業、關愛的情懷，顯示保羅是一位實至名歸「將病人擺在第一順位」的良醫。

他與也是醫師的夫人共同勇敢面對疾病與死亡的挑戰，並決定孕育他們的新生命，「唯有這樣，我們才能抱著希望繼續活下去，而不是只在等待死亡」。後來當生命瀕臨末期時，這一天比一天長大的嬰孩果然成為他對「將來」唯一的希望。他倆共同討論生命末期的各種選擇，而決定不要插管，要有尊嚴、舒適的死亡。最後在家人（包括不到一歲的小女兒）的圍繞下，有機會向大家道謝告別，而後以靜脈注射藥品緩解呼吸的急促、困難，在家人的祝福聲中過世。

本書的最後一章，由他的夫人露西執筆，感人至深。她在保羅過世十個月後，在《紐約時報》發表了一篇題名為〈我的婚姻並沒有因為我成為寡婦而結束〉（My Marriage Didn't End When I Became a Widow, 2016.1.6），更令人讚羨這對堪稱情聖的夫妻。

我衷心希望台灣會有更多年輕人由這本書得到激勵，而加入醫療行列，扭轉當前士氣低迷、「四大皆空」的醫界頹勢。最後我也在此恭喜譯者，能以優雅的文筆將這本好書介紹給更多的國人。

▪推薦序

用自己短暫人生來成就生命價值的勇者

魏國珍（長庚醫院林口醫學中心神經外科教授、新北市土城醫院副院長）

剛接到《當呼吸化為空氣》的中文稿時，我正在為前往舊金山大學以及台灣國家衛生研究院的演講準備資料而忙到無暇休息，更遑論撥空閱讀其他書籍。但是看到該書作者也是神經外科醫師，基於同行的好奇之下便翻閱一下內文，沒想到就此放不下書稿，直到看完終章，才能闔上書稿長吁一口氣。心中充滿的是感動，是敬佩，而最感謝的是他的生花妙筆，讓我更能肯定當初行醫的初衷。

我要以勇者、醫者來形容保羅・卡拉尼提這本充滿醫學人文氣質的書。作者極富人文素養，自幼飽讀群籍，並獲得文學、生物學與醫學哲學學位，在學習中領悟到行醫方能追尋生命哲學，因此毅然轉行習醫。保羅以多才多藝的筆觸傳遞了文學的美與哲學的真，誠如龍應台所言，文學的價值在於「使看不見的東西被看見」，在本書中，作者自文學、哲學、史學各角度切入，一應俱全的描繪出他真切的生命藍圖，更呼喚出記憶中曾經存在的美好，進而讓人省思生命的價值與意義。

本書第一部的場景彷彿是電影倒帶一般，一幕幕真真切切的回溯了我在住院醫師時期的學習過程。雖然很多人認為由於美國與台灣的醫療給付方式不同造成醫療行為的迥異，但是保羅在書中所描繪的醫療本質卻是如此相同，充滿了熱情與衝勁。就如那些初遇大體解剖時的忐忑、第一次接觸病人的生澀、手術室中分秒必爭、生死相搏的緊張，病人痊癒的成就感或是病人逝去的憂傷，相信每一位外科醫師都會想念那份單純而又無所懼的初心。

而在第二部，保羅則細數了他罹癌後帶來生命上劇烈的變化，由醫師轉換角色變成病人的心路歷程，與坦然面對生命終點的勇氣。醫療人員的同理心，向來是維持良好醫病關係的核心，大部分的醫護同仁也都自認溝通無礙。細看保羅娓娓道來他確認罹患末期肺癌以及選擇接受治療的點點滴滴，讓我驚覺自己和病人之間認知的差異。但是，我更感動於保羅的勇敢，這份勇敢來自他身為醫者的使命感。他在癌症治療後病情趨緩，決定回到醫院繼續當神經外科醫師，在書中說到「再次握住手術刀的那種心癢難熬，我還是無法抵擋。道德責任有重量，有重量的東西就有重力，所以，負起為人之責的義不容辭把我拉回手術室」。這段話切切實實的表達了他對生命本質的尊重、對工作的熱情與責任感，而這也正是他當初學醫的初心。很難想像如果自己面臨同樣的處境，是否也能像保羅一樣選擇堅持完成極其艱鉅的總醫師訓練過程。就是這份過人的勇氣與智慧，讓他短短三十七年的人生，卻能璀璨如煙花，讓人永誌不忘。

我非常誠摯的推薦這本書，作者保羅不僅是一位醫者，更是一位哲學家，在身罹絕症的悲劇氛圍中卻能以正向的思考方式，用自己的生命成就了身為人的尊嚴，並啟發眾人對生命的省思。我相信，不論您的身分是否為醫師，當您讀完全書闔上書頁的時候，必然會和我一樣，對生命價值有了新的感受。

■前言

見證生命的勇氣

亞伯拉罕・佛吉斯（Abraham Verghese）
（美國史丹佛大學醫學院教授、暢銷書《雙生石》作者）

執筆當下，我突然感覺，這本書的前言不如說是後記。因為，只要跟保羅・卡拉尼提有關，所有的時間概念都倒了過來。我開始真正（也是最終）認識保羅時，其實是在他死後。冒昧地說，他離開了世界之後，我才徹底了解他。

二〇一四年二月初，一個值得記憶的下午，我在史丹佛第一次見到他。之前，《紐約時報》曾在評論版刊登他的文章，標題是〈我還剩下多少日子？〉1引起極大迴響，讀者的回應源源不絕。接下來幾天，文章以對數比例散播。（我的專科是傳染病，所以我不太喜歡「如病毒般散播」這樣的比喻法。）

文章爆紅後，他想跟我見面聊聊，聽聽我對作家經紀人、編輯以及出版過程的看法與忠告。他有意寫書（也就是你捧在手上的這本書）。我記得辦公室外陽光自木蘭樹篩下，照亮此景：保羅坐在我面前，美麗的雙手穩定如山，先知式的鬍鬚茂密，兩隻深色眼睛打量著我。在我的記憶裡，這幅維梅爾風格的畫面，鮮明如攝影發明前的暗箱投影畫面。

我記得當時心裡在想：「我得記住此刻，落在我視網膜上的這個影像是多麼珍貴。」置身於保羅身罹絕症的情境中，我不但感知他的人生有限，更感知自己的人生有限。

那天下午我們談了很多。他是神經外科的總住院醫師。我們或許一度在時空中交錯，但是兩人都想不起任何共同診治的病人。他告訴我，他大學期間在史丹佛主修英文和生物，然後留校念了英語文學碩士。我們談及他這輩子對寫作和閱讀的熱愛。我感覺到，他有能力輕鬆就當上英國文學教授，而且他的人生似乎一度往那條路走去。然而，就像使徒保羅（跟他同名）在往大馬士革的途中受到耶穌召喚一樣，他的畢生職志也在向他招手。於是他成為醫師，並希望以某種方式回歸文學領域。或許，去寫一本書；或許，就在未來的某一天。他本以為還有時間，但怎麼樣也料想不到，他現在缺的正是時間。

儘管臉頰削瘦、神色疲憊，我記得他嘲謔而溫和的微笑，帶有一絲惡作劇的意味。他剛經歷癌症加之於身的一場酷刑，不過身體對新生物療法的反應不錯，使他能夠朝未來張望一眼。他說，讀醫學院時他以為自己一定會當精神科醫師，結果卻愛上神經外科。他不只是愛上大腦的繁複細密，不只是滿足於訓練雙手去成就驚人的特技；更因為他有愛心和同理心，能體會疾病給患者所造成的煎熬，以及自己能帶來的實質改變。這方面，他告訴我的其實不多，我是從學生那裡得知他的特質（他們曾擔任他的助手）。他堅信自己的職業具有不可撼動的道德面向。然後，我們談他即將面對的死亡。

這次見面後，我們以電子郵件保持聯絡，但是沒有再碰面。不僅因為我一頭栽進各種截止日期和責任義務的世界，也因為我強烈感到自己該尊重他的時間。要不要見我，由保羅決定。就我來看，花費心神去維持新的友誼，是他最不需要的活動。

我經常想到他，還有他的妻子。我想問他是不是在寫作？找得到時間嗎？有好多年，作為忙碌的醫師，我往往抽不出時間寫作。我想告訴他，對於這個無解的問題，有位知名作家曾經對我說：「假使我是神經外科醫師，因為緊急開腦手術，不得不丟下客人先離席，沒有人會說一句話。不過，如果我說，我要丟下客廳裡的客人去樓上寫作……」保羅會不會覺得這個笑話好笑？畢竟，他真的可以說自己要去動開腦手術！大家都會理解。然後，他可以偷偷去寫作。

保羅寫這本書的時候，《史丹佛醫學院院刊》[2]登了他一篇很出色的短文，當期主題是時間的概念。我們兩人的文章並排刊出，不過直到期刊到手，我才看到他的稿子。我讀著他的作品，再次瞥見之前《紐約時報》那篇文章裡稍露端倪的東西，而且感受更深。只有「驚人」二字可以形容保羅的文字。他寫的不是一般東西，而是時間。基於罹病的情境，在當時的時空下，時間對他的意義非凡。這一切使得他的文章充滿神奇的力量又能觸動心弦。

我之所以得回頭來談這件事，是因為他的散文令人無法忘懷，他的文筆織錦成金。

那篇文章我讀了又讀，想了解他的文風為何如此與眾不同。首先是音樂性。裡面縈繞著美國詩人金內爾（Glaway Kinnell）的韻律，可說是首散文詩。

如果有一天剛好，你發現和自己深愛的人，在塞納河上米拉波橋一端的餐廳，靠著鋅金屬吧檯，葡萄酒站在開口朝上的杯子裡……

以上是金內爾之句，我有次在愛荷華市一家書店聽到他朗誦這首詩，完全沒看手中詩稿。

可是，文章還有另一層韻味，出自古老的大地，早於鋅金屬吧檯的時代。幾天後當我又一次捧讀他的文章，我才終於明白，保羅的文筆讓人想起英國作家湯瑪斯．布朗（Thomas Brown）。布朗以一六四二年的散文體寫成《醫者的信仰》（*Religio Medici*），充滿古拼音、老句式。我還是個年輕醫師時十分執迷於該書，沒完沒了地讀它，就好像一個農夫接續父親未竟之志，設法排乾沼澤地，試了又試。我渴欲得到書中祕密，卻徒勞無功。我不確定自己找不找得到可用的東西，一會兒沮喪地丟開它，一會兒又拾起它；然而，當我把一個個字念出聲來，我可以察覺，是有東西在那兒。我感到自己少了某些關鍵的受體，無法令字母發出音韻、展現意義。《醫者的信仰》對我始終混沌不清，我再怎麼努力都沒有用。

幹嘛呢？何必堅持？還有誰在乎《醫者的信仰》？

嗯，我的偶像奧斯勒（William Osler）在乎，那就夠了。加拿大醫師奧斯勒是現代醫學之父，一九一九年去世。他很愛《醫者的信仰》，不但擺在床頭小桌，還要求後人在他棺木裡放一本來陪葬。我拚了老命也沒弄懂奧斯勒喜歡它什麼。

過了幾十年，經過許多嘗試後，《醫者的信仰》終於向我揭開面紗。（有人以現代文法編譯了新版本，頗有助益。）我發現，祕訣就是大聲念，聲調節奏自然就顯露出來：

> 我們身上帶著奇蹟，卻向身外尋找：阿非利加在這裡，她所有的神奇都在我們的身上；我們是一塊大膽、充滿奇遇的大自然，聰明人學它，就如同讀了全集，其他人則苦讀割裂的長卷，永遠學不完。

讀到保羅這本書的最後一段時，不妨大聲地念出來，你會聽到同樣的長句，腳下可以按著韻律打拍子……可是，就跟布朗的書一樣，你打的拍子不會剛好。我突然覺得，保羅就是布朗再世。（或者說，既然時間往前進只是幻覺，那麼也許布朗才是保羅的本尊。說真的，這種觀念令人頭暈目眩。）

保羅去世時，我參加在史丹佛紀念教堂舉辦的追思會。教堂的空間極美，每當無人時刻，我常去那裡坐著，讚賞光影、靜寂。我總能在那裡找到新生的力量。追思會上濟濟一堂，我坐在側面一角，聽著一連串感人而且常引起哄堂大笑的故事，他的友人、牧師、兄弟輪流敘述。

是的，保羅走了，可是奇怪得很，我覺得自己開始認識他，程度超過他來我辦公室的那次，也超過他寫的幾篇文章。他的形貌在教堂裡的一個個小故事裡浮現。高聳的大教堂圓頂，正適合回憶這麼一個人，他的身體已經入土，卻如此分明地活著。他形貌出現在齊聚一堂的眾人身上，在可愛的妻子和幼小的女兒身上，在悲痛的父母和手足身上，也在無數位朋友、同事和過去的病人身上。其後的招待酒會在戶外，很多人都來了，身上也有他的影子。我見到不少平靜、微笑的臉，彷彿他們在教堂裡見證了至深的美。或許，我的表情也是那樣：我們在告別的儀式中找到了意義，在頌詞裡，在一起流淌的淚水裡。這場招待酒會含有更多意義，我們解了渴，填飽了肚子，跟完全不認識的人交談，保羅使我們緊密地連結。

可是，要等到他去世兩個月以後，我收到你正捧讀的稿頁，才感到終於開始認識他，即使以前有幸成為他的朋友，也不會認識這麼深。你即將展閱的這本書，我讀完後，坦白說，深深感到自己的不足之處。他的寫作有一種誠實，一種令我屏住呼吸的真實。

準備好了嗎？坐下來，看看什麼是勇敢——這樣展露自己是多麼勇敢。可是，最重要的是去看到，一個人死後仍然活著，如何繼續以文字深深影響他人。在缺乏面對面溝通的世界裡，我們總是埋頭於自己的螢幕，目光黏著在手上嗡嗡響的長方形玩意兒，注意力消耗在即起即滅的泡沫裡。請停下來，去體驗你跟我這位早逝同事的對話，他如今在記憶中永存不朽。傾聽保羅——在字裡行間的靜默中，傾聽你要給他的回答。他傳達的訊息就在其中，我聽懂了，希望你也體驗到。別讓我擋在你跟保羅中間。

注釋

1 〈How Long Have I Got Left?〉網址：http://www.nytimes.com/2014/01/25/opinion/sunday/how-long-have-i-got-left.html

2 Stanford Medicine Magazine，照片及影片網址為：http://stanmed.stanford.edu/2015spring/before-i-go.html

書中所述皆根據卡拉尼提醫師對真實事件的記憶。不過，其中病人的姓名皆為假名。此外，每一個病例其身分辨識細節如年齡、性別、種族、職業、家庭關係、居住地點、病史及診斷皆已改變。至於卡拉尼提醫師的同事、朋友，以及為他診療的醫師，除了一位以外，都以真名出現。若因為姓名或身分細節的改造而跟任何存歿的真人有所雷同，純屬無意的巧合。

在死亡中尋找生命的真意，
則將發現昔日的鼻息如今是空氣。
新的名字未知，舊的名字已逝：
即使時間終結人體，靈魂依然未去。
讀者！要把握時間，趁你此生，
踏向屬於自己的永恆。

——〈卡伊力卡八三〉（Caelica 83），
英國詩人格雷維爾（Fulke Greville）

序幕

死亡攫獲韋伯斯特的心神
他看到顱骨在表皮下
看到缺少胸部的身體在地裡
軀體後仰，張開沒有唇的嘴，露齒而笑

——〈不朽的耳語〉，美國詩人艾略特（T. S. Eliot）

我翻看一張張電腦斷層掃描片子，診斷不言可喻：肺臟滿布腫瘤無數，脊柱畸形，有一葉肝臟被侵蝕。癌症，擴散極廣。

我是神經外科住院醫師，最後一年的訓練剛開始。過去六年來，這類片子我看過無數次，即使希望渺茫，也會試圖找到某種能幫助病人的治療方案。可是，這次不同：我看的是自己的片子。

我不在放射科，沒穿白袍，沒戴無菌手套。身上套著病人的罩袍，我被綁在點滴注射架上，在病房裡使用護士留給我的電腦，妻子露西（她是內科醫師）在我身邊。我從頭再看一遍每組片子：肺窗、骨窗、肝窗，從上到下。從左到右，從前到後，我完全按照受過的訓練，試圖找到什麼東西來改變診斷結果。

我倆一起躺在病床上。

露西靜靜地說，彷彿是唸台詞般：「你覺得，有沒有任何可能是別種病？」

「沒有。」我說。

我們抱緊彼此，像年輕的情侶。過去一年我們一直在猜，可是拒絕相信，甚至拒絕談論，癌細胞正在我的身體裡生長。

大約六個月前，我的體重開始下降，背痛狂烈。早上更衣時，皮帶先是要上緊一個孔，後來則變成兩個。我去見自己的初診醫師，她是我史丹佛的老同學。她有個姊妹在神經外科當實習醫師時，忽視了身體的徵兆，沒發現自己被惡性感染而猝逝。她守護我的健康，關切我有如母親。我抵達她的診間時，卻發現是另一位醫師在看診，原來我同學請了產假。

我穿著單薄的藍色罩袍，躺在冰冷的檢驗檯上，對醫師描述自己的症狀。我說：「當然，如果這是醫師檢定考試題目：三十五歲，原因不明的體重下降，新出現背痛症狀——答案很明顯是（C）癌症。可是，說不定這只是我最近工作量太繁重。誰知道呢？為了保險起見，我希望做核磁共振造影（MRI）。」

「我想應該先照X光，」她說。只是因為背痛就做MRI，這樣太花錢了。社會都在倡導，要降低醫療成本、減少不必要的檢驗。掃描造影的價值在於，看你想知道什麼，若想找出癌細胞，X光並沒有太大用處。然而，對不少醫師來說，在診療初期就要求用MRI檢驗，是離經叛道的做法。她繼續說：

「雖然X光的敏感度不高，但我們應該從這項檢查開始。」

「那麼，照屈伸動態X光怎麼樣？也許是峽部脊椎滑脫？」

從牆上一面鏡子的反影，我看得到她上網搜尋。

「那是椎弓骨折的一種，多達百分之五的人患這種病，常引發年輕人背痛。」

「好吧，我會開檢驗單。」

「謝謝。」我說。

為什麼穿起外科醫師的外衣，我就充滿權威，而穿起病人的罩袍，就像隻綿羊？事實上，我比她更懂背痛。神經外科的訓練有一半跟脊柱異常相關。不過，峽部脊椎滑脫確實更可能。它的確正在大舉侵襲青壯年，患病人數不斷攀升。至於三十幾歲而脊柱長癌呢？機率不會高於萬分之一。就算機率百倍於此，還是要比峽部脊椎滑脫少見。也許，我只是自己嚇自己。

X光片看來沒問題，我們把症狀歸諸工作勞累和身體老化。訂好回診日期，我回去治療當天自己的最後一個病人。

體重下降開始減緩，背痛變得可以忍受。吃點布洛芬（Ibuprofen）止痛，能讓我健康地度過一天，畢竟一天工作十四小時的苦日子，所剩不多。我從醫學生變為神經外科教授的路途，終點幾乎在望：我已經通過十年的磨鍊，一定要挨過接下來的十五個月，直到完成住院醫師訓練。我贏得前輩的尊敬，獲得國家級知名獎項，好幾家知名大學願意聘我。不久前，我在史丹佛醫院的上司私下找我，他說：「保羅，我相信不管你申請任何工作，都會是排名第一的候選人。我只是想讓你知道：我們有個教授缺，要找像你這樣的人。當然，這種事不能打包票，可是你應該考慮這個職位。」

三十六歲的我，已經登上峰頂；眼前就是應許之地，從基列到耶利哥，直到地中海。我看到海上有一艘漂亮的遊艇，露西、我、我們未來的孩子，週末乘著它出海。接著，隨著日常工作腳步放緩，我發緊的背也鬆弛下來，生活變得較能掌握。我還看到，自己終於成為承諾已久的丈夫角色。

接著，幾個星期以後，一陣陣嚴重的胸痛開始出現。是我工作時撞到什麼嗎？無意間撞斷了一根肋骨？有些夜裡，我醒來發現床單全濕，被汗水浸透。體重又開始下降，現在速度更快，從八十公斤掉到六十五公斤。咳嗽症狀出現，一直好不了。沒什麼好懷疑的了。

一個星期六下午，露西和我在舊金山多洛雷斯公園裡，躺在陽光下，等候露西的姊妹。露西瞟一眼我的手機螢幕，上面顯示醫學資料庫的搜尋結果：「三十至三十五歲癌症發病率」。

「什麼？」她說：「我不曉得你真的在擔心這個。」

我沒回答。我不知道要說什麼。

「你要不要告訴我？」她問。

她生氣，因為她也一直在擔心。她生氣，因為我不跟她談。她生氣，因為我當初對她的承諾都變了調，現在給她的是另一種生活。

「可不可以拜託你告訴我，為什麼你不跟我講心裡的事？」她問。

我關掉手機。「我們去買冰淇淋吃吧。」我說。

我們已經講好下星期要去紐約度假，見幾個老同學。也許睡個好覺、喝幾杯雞尾酒會有所助益，我們就能和好，替婚姻的壓力鍋洩掉一點壓力。可是露西的計畫變了。出發前幾天她宣布：「我不跟你去紐約了。」。她要搬出去一個星期，這樣才有時間考慮我們的婚姻現況。她的聲音平穩，使我更加摸不著頭緒。

「什麼？」我說：「別這樣。」

「我太愛你，所以才這麼困惑，」她說：「可是我擔心，對於這段關係，我們兩個人的期望不一樣。我覺得，彼此的溝通不夠。我不想靠意外才發現你在擔心什麼。我告訴過你，我感到很孤單，而你並不認為兩人有問題。我需要找別的解決方法。」

「我們之間沒事，」我說：「都是因為住院醫師訓練的緣故。」

事情有這麼嚴重嗎？在所有醫學專科中，神經外科的訓練要求最高、最嚴格，一定是它造成我們的婚姻關係緊張。不知道有多少個夜裡，我很晚才從醫院回家，露西已經上床，我癱在客廳地板，疲憊不堪；不知道有多少個早上，當我在黑暗中出門工作時，她還沒睡醒。可是我們的職業生涯正在抵達高峰，好多間大學都願意同時聘請我們兩人；我到神經外科，她到內科。我們已經度過人生旅程中最艱難的一段。我們不是已經討論過十幾次了嗎？難道她不明白，現在正是緊要關頭，絕不適合把關係弄僵。難道她不懂，我這麼愛她，而且我只剩一年的住院醫師訓練，距離兩人一直期待的共同生活只有一步之遙。

「如果只是住院醫師的壓力，我可以承受，那不是問題，」她說：「我們已經承受這麼久，都走到今天了。問題是，如果不只是住院醫師的壓力呢？你真的認為等你成為神經外科教授兼主治醫師，事情就會變好嗎？」

我提議放棄這趟旅行，改去約見婚姻諮商師，好讓彼此更加開誠布公。這是幾個月前露西建議的做法。可是她堅持，她現在需要時間獨處。這時，那團令人困惑的迷霧突然散去，只剩下冷硬的態度。「好。」我說。假如她決定離開，那麼我就當作關係結束。即便最終我發現有癌症，也不會告訴她，這樣她就可以自由選擇未來的人生。

啟程到紐約前，我暗自安排了幾項檢查，排除某些年輕人常見的癌症。（睪丸癌？沒有。黑色素瘤？沒有。白血病？沒有。）神經外科病房很忙，一如平常。星期四晚上溜走，滑入星期五早晨，我在開刀房連續待了三十六個小時，複雜難治的病例一個接著一個來：巨型動脈瘤、顱內動脈繞道、腦動靜脈畸形。當主治醫師走進來，我暗道一聲感謝，終於有機會靠著牆讓背舒緩幾分鐘了。上飛機前，能去照胸部X光的唯一空檔，是在我離開醫院回家前的最後幾分鐘。我想，就兩個可能，如果得了癌症，那麼這會是我最後一次見到朋友；沒得癌症的話，就更沒有理由取消旅行。

我衝回家，抓起行李。露西開車送我到機場，告訴我她已經約好婚姻諮商的時間。我在登機門傳簡訊給她：「真希望你在這裡。」

幾分鐘後，答覆傳來：「我愛你。你回來的時候，我會在這裡的。」

飛行途中，我的背僵硬極了，好不容易挨到中央車站，準備搭火車前往紐約上州的朋友住處，這時全身一陣一陣痛楚襲來。過去幾個月，我的背抽搐的劇烈程度不一：從可以忽略的小痛，到咬牙說不出話，再到痛得令我蜷曲倒地狂叫。現在趨近疼痛尺度的最高點。我躺在候車區一張硬長椅上，感到背部肌肉收縮變形，我用力呼吸，控制痛感。布洛芬完全沒轍。哪條肌肉抽搐，我就叫出那條肌肉的名字，設法逼回眼淚：豎脊肌、菱形肌、背闊肌、梨狀肌……

警衛走過來。「先生，你不能躺在這裡。」

「抱歉，」我喘著氣，一個字一個字說：「背……嚴重……抽搐。」

「你還是不能躺在這裡。」

抱歉，可是癌症快奪走我的命了。

這些字在我的舌尖打轉，但如果不是癌症呢？也許，伴隨背痛患者一生的就是這種痛。我對背痛懂得不少，不管是解剖學或是生理學，還有病人形容疼痛所用的各種詞語，我都瞭若指掌。以前我不懂背痛的感覺，也許這就是了。「也許」，我不想用這個喪氣的字眼。但也許，我只是不願意大聲說出「癌症」兩個字。

我設法站起來，一拐一拐地走到月台。

我抵達冷泉鎮（離曼哈頓以北八十公里，在哈德遜河畔）朋友家時，是下午四、五點，我最要好的十多個老友在那裡歡迎我，歡呼聲裡夾雜著小孩快樂的喧嘩。接下來是擁抱，還有一杯凍得冰涼的褐色冒泡飲料傳到我的手裡。

「露西沒來？」

「臨時有工作，」我說：「最後一秒鐘才被告知。」

「噢，太掃興了！」

「對了，你不介意我把行李擺好，先休息一下吧？」

我本來期望，遠離開刀房幾天，在足夠的睡眠和休息後，可以放鬆一下。簡而言之，希望正常生活的滋味，可以使我的症狀回復正常，正如一般人常有的背痛、疲倦問題。可是一兩天後，我就知道痛苦不會緩解。

早餐時我睡過頭。午餐時，我蹣跚地走到餐桌旁，看著一盤盤飽滿的豆子燉肉、蟹螯，卻食不下嚥。到了晚餐時間，我筋疲力竭，已經準備上床睡覺。有時，我會念書給孩子聽，可是多數時間，只能看著他們在我身邊又跳又叫地玩遊戲。這時大人會說：「小朋友，我看保羅叔叔需要休息。你們到那邊去玩好不好？」

我記得，十五年前的某個休假日，我在夏令營當老師。當時我坐在北加州一座湖畔，一堆歡欣的孩子把我當成障礙物，在玩一場沒有邏輯的「奪旗」遊戲，而我正在捧讀《死亡與哲學》。那個不搭調的場面總是令我發笑。年方二十的青年人，置身於有大樹、湖泊和高山的優美景致中，周遭鳥語啁啾，混雜四歲兒童快樂的尖叫聲，卻埋首於一本談論死亡的黑色小書。但就在此刻，我感受到那個情境與當下的情況相呼應，但地點不是太浩湖，而是哈德遜河；身邊不是陌生人的子女，而是朋友的子女；而把我隔絕在周遭生命之外的，不是一本談論死亡的書，而是我這具即將死亡的身體。

第三晚，我去見主人邁克，告訴他我打算縮短行程，隔天動身回家。

「你看起來不是很好，」他說：「沒事吧？」

「拿杯威士忌，我們坐下來談談怎麼樣？」我說。

在他的壁爐前面，我說，「邁克，我想我得了癌症。而且，不是輕微的那種。」

這是我第一次脫口道出這個字眼。

「嗯，」他說：「這不是什麼搞怪惡作劇吧？」

「不是。」

他停頓了一會兒才說：「我不曉得該從何處問起。」

「好吧，我想想。我先澄清，醫師還沒判定我得了癌症。但我心知肚明，很多症狀都指向這個診斷。明天我會回去弄清楚。我希望是自己搞錯了。」

邁克提議幫我把行李郵寄回去，這樣我就不必一路提著。第二天一早他開車送我去機場，六個小時後，班機在舊金山著陸。我一跨出飛機，手機就響了。是初診醫師打來告訴我胸部X光的檢查結果：我的肺臟顯影不清，看起來一團模糊，彷彿相機的快門開太久。醫師說，她不確定為什麼會這樣。

但她多半知道原因。

其實我也知道。

露西來機場接我，可是我等到了家才告訴她。我們坐在沙發上，我說了檢查結果，她也知道為什麼會這樣。她頭靠上我的肩膀，我們之間的距離消失無蹤。

「我需要你。」我輕聲耳語。

「我永遠不會離開你。」她說。

我們打電話給一個好友，他是醫院的神經外科主治醫師，請他安排我住院。我拿到塑膠手環，所有病人都要戴的那一種，並換上熟悉的淺藍色罩袍。我看到幾個認識的護士，接著登記住進病房。這幾年來，我所看過的上百位病人，就是住進那間病房。在這個房間裡，我曾經坐在病人身旁，解釋疾病末期的診斷和複雜的手術；在這個房間裡，我曾經恭喜病人治癒，見到他們準備重回生活的欣喜；在這個房間裡，我曾經宣告病人死亡。我曾經坐在裡面的椅子上，在洗手檯洗手，在白板上寫下指示、更改日程。在極度疲乏的時刻，我甚至曾經渴望躺在這張床上睡覺。現在我躺在這裡，無比地清醒。

一個年輕的護士，我沒見過的，探頭進來。

「醫師很快就會來。」

就那一句話，我曾經想像的未來，一個即將實現的未來，幾十年奮鬥的終極目標，從此蒸發。

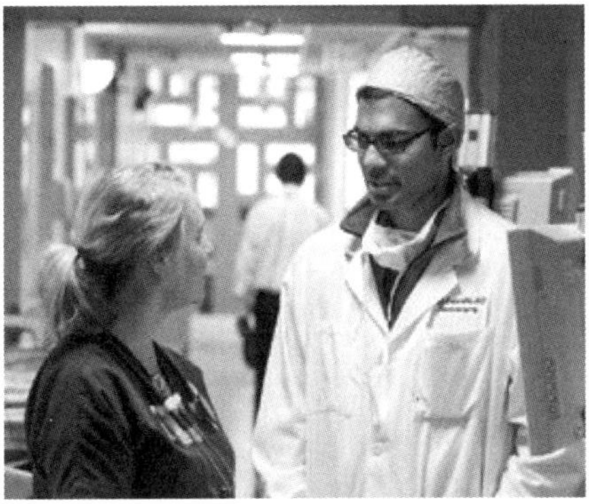

© Norbert von der Groeben

第一部

我健康地啟程——

在給病人大腦開刀之前，我必須先了解他的心智。我全力追求成功，卻付出很高的代價，無法避免的失敗帶來難以承受的罪惡感。在如此的重擔下，行醫變成神聖任務，讓所有人難以企及。因為要背起另一個人的十字架，有時就會被重量壓垮。

耶和華的手降在我身上。耶和華藉祂的靈帶我出去，將我放在平原中；這平原遍滿骸骨。

他使我從骸骨的四圍經過，誰知在平原的骸骨甚多，而且極其枯乾。

他對我說：人子啊，這些骸骨能復活麼？

——《舊約．以西結書》三十七章一至三節（欽定本）

我膽敢保證，自己絕對不會去當醫師。陽光下，我四肢伸展，輕鬆地躺在沙漠高地上，下方就是我家。我舅舅跟我其他很多親戚一樣，是個醫師。他當天稍早問我，既然我要離家上大學了，以後打算從事哪一行，對這個問題我總是左耳進右耳出。如果要逼我回答，我應該會說要當個作家，可是老實講，在這個當下，考慮任何職業其實都荒謬得很。再過幾個星期，我就要離開這個亞利桑那小鎮。與其說準備開始攀爬職涯的階梯，我感覺自己更像一粒嗡嗡作響的電子，正在加速，即將脫離軌道，投向陌生而閃閃發光的宇宙。

我躺在泥土地上，沐浴在陽光和記憶裡，感覺這座一萬五千人的小鎮不斷縮小，遠在九百六十五公里之外有我的新宿舍，還有史丹佛大學及其應許的一切。

我了解的醫學，全跟缺席有關。說得仔細點，是成長過程中父親的缺席。他天亮前出門，天黑後回來，晚餐是加熱後的一盤飯菜。我十歲時，全家人從紐約州的布朗克斯維爾（Bronxville，曼哈頓以北的富裕郊區小城）搬到了亞利桑那州的金曼（Kingman，位於沙漠谷地，周圍環繞兩座山脈）；那時我哥哥十四歲，我弟弟八歲。若有外地人知道這地方，純粹只因為路過停下來加油。

吸引父親的，是這裡的陽光，是消費水準（要不然哪兒來的錢送他兒子去讀符合期望的大學），以及有機會成立自己的心臟科診所。他盡心竭力照顧病人，很快贏得社區人士的尊敬。我們見到他的時間，不是在很晚的夜裡，就是在週末。他結合了兩種身分：溫柔的慈父以及嚴格的教官。他會擁抱和親吻孩子，也會一板一眼地告誡我們：「要當第一名不難，只要搞清楚誰是第一名，比他再多一分就行。」他對自己達成某種妥協，即使相處時間有限，但只要萃取父親這個角色的精華，用最認真的態度和情感跟孩子互動，就可以跟其他父親一樣盡到養育的責任。而我只知道，如果這是行醫的代價，那也未免犧牲太大了。

從這塊沙漠高地可以看到我家房子，就在市區外緣，坐落於瑟巴特山脈腳下，地處紅岩石漠之中，點綴著牧豆樹、風滾草以及板狀的仙人掌。在這裡，小旋風不知從哪兒捲起沙塵，模糊你的視線，然後又不知道消失到哪兒去。空間無止盡地往外延伸，直達未知的遠方。

我家兩隻狗麥克斯和尼波熱愛自由，永遠活力滿滿。牠們每天出門探險，帶回新的沙漠之寶：鹿腿、留著等會兒再吃的大耳兔殘骸、太陽曬得發白的馬顱骨以及郊狼的顎骨。我跟朋友也愛這種自由，我們把下午時間都用來探索、漫步、撿骨頭以及尋覓罕見的沙漠溪流。之前我住在東北部林木扶疏的郊區，小城大街上樹木成蔭，還有一間糖果店；而這裡的沙漠荒涼、多風，奇特的景色更引人入勝。

第一次單獨健行，我年方十歲，發現灌溉水渠的舊格柵。我把手指伸入，扳鬆它，掀起來，三張銀白色的蛛網就在眼前，離我的臉才才幾公分。每張網上面，都有一個鼓脹的身體，其黑亮的背露出可怖的血紅色沙漏圖樣，周邊長出細瘦的腿，載著它穿行網線。每隻蜘蛛旁邊都有一個灰白色、汩汩搏動的包塊，也就是說，更多隻數不清的黑寡婦即將出世。

我嚇到手鬆開，格柵就掉回原處，再次閉緊。我蹣跚倒退。我驚怖不已，是因為瞬間想起了「鄉野奇談」，據說黑寡婦的蛛吻超毒，沒有任何蟲咬可以比擬。有好幾年間，那黑亮的身體、血紅的沙漏圖案以及毒蟲的樣貌，時常令我晚上噩夢連連。

沙漠的恐怖生物林林總總，有毛腳蜘蛛、狼蛛、提琴背蜘蛛、樹皮毒蠍、鞭蠍、蜈蚣、響尾蛇、蝮蛇和莫哈維綠蝮蛇。我們後來終於認識這些生物，甚至習以為常。為了好玩，我跟朋友發現狼蛛的巢穴時，會把一隻螞蟻丟到洞口，看著它企圖逃離卻被蛛網困住。螞蟻微微顫抖，蛛絲跟著晃動，直抵黑暗的中央洞穴。我們期待的致命一刻終於來臨：狼蛛衝出洞窟，逮住命運已定的螞蟻，夾緊在上下顎間。

對於網路上瘋傳的不實故事，人們稱之為「都市傳說」。類似的道理，我則喜歡「鄉野奇談」，一聽到就著迷。這些故事賜予沙漠生物神奇的力量，美國毒蜥就像怪獸一樣，跟希臘神話中的蛇髮女妖不相上下。等到在沙漠住了一段時間以後，我們才明白有些鄉間奇談是故意編造來唬弄城裡人，讓本地人沾沾自喜，比如「大耳兔羚羊」就是種虛構的動物。

有一次，我花了一個小時說服一群柏林來的交換學生，這附近有一種奇特的郊狼，牠們住在仙人掌裡面，一跳十公尺，任何獵物都可手到擒來。這群德國人不疑有他就信了。然而，沒有人確實知道滾滾黃沙中真相何在，當中有些故事荒唐可笑，不過有些傳說看起來就可靠多了。比方說，穿鞋子前記得檢查裡面有沒有蠍子，這就不是瞎掰的了。

十六歲時，我有個任務是開車送弟弟基凡上學。一天早上，我跟平常一樣拖拖拉拉，基凡站在玄關不耐煩地大叫，他不想為了我遲到而再受罰，便拜託我能不能快一點。我衝下樓梯，一把推開前門……差點一腳踩上一條一百八十公分長的響尾蛇。說到這，還有一則鄉野奇談是，如果你在門口殺掉一隻響尾蛇，它的配偶和後代會回來築巢，永遠住下來，就像在史詩《貝武夫》中，怪物格蘭戴爾（Grandel）的母親一樣，伺機報復你。

因此基凡和我抽籤，運氣好的那一個去拿鏟子，運氣差的則去拿園丁用的厚手套和枕頭套。在半認真半嬉鬧的氣氛下，我們好不容易把蛇趕進了枕頭套。然後，我擺出奧林匹克鏈球選手的姿態，連蛇帶套一股腦兒擲向沙漠，準備下午再來取回枕頭套，免得老媽囉唆。

在童年時期種種神祕難解的問題之中，最令我疑惑的是，父親為什麼決定把全家帶來這個亞利桑那沙漠小城。儘管我們還是愛上這裡，可是他是怎麼說服母親搬來的？

當初，他倆相戀私奔，越過半個地球，從南印度到了紐約市。他是基督徒，而她是印度教徒，雙方家庭都譴責兩人的婚事，親家間多年來也不和睦。外婆從來不承認我的名字保羅，堅持我該用中間名蘇提爾。落腳亞利桑那後，母親被迫要面對各種蛇類。她不知為何就是怕蛇，一丁點都不能接觸到。就連最小巧、最可愛又最無害的紅馬鞭蛇也會令她尖叫連連。逃進屋裡後，她會鎖上所有的門，拿起手邊最大、最尖銳的武器自衛，可能是耙子、菜刀或斧頭。

蛇總是令她焦慮，可是孩子的前途才是她最擔心的。搬家前，我哥哥蘇曼在紐約的威契斯特郡（Westchester County）已經快讀完高中，那裡的學生都進一流大學。到了金曼後，他獲得史丹佛的入學許可，不久後就會離家。然而我們得知，金曼跟威契斯特天差地遠。母親仔細研究了亞利桑那州莫哈維郡（Mohave County）的各級公立學校，越看越憂心。根據剛剛發布的聯邦人口統計資料，金曼是全美教育程度最差的地區。中學退學比例超過百分之三十，繼續上大學的畢業生很少，更沒人能上哈佛（父親認可的頂尖名校）。母親打電話給住在東岸郊區的有錢親戚、朋友尋求幫助，有些人顯得同情，有些人則幸災樂禍，自己的子女又少了幾個競爭對手，因為卡拉尼提家的小孩失去教育優勢了。

到了深夜，母親忍不住流淚，獨自在床上飲泣。她深怕貧乏的教育資源會成為孩子的升學阻礙，於是從某處找來一份「大學先修書單」。清單上許多書她都沒讀過。她在印度學的是生理學，二十三歲結婚，然後一直在他國異鄉全心養育三個孩子，可是她決心不讓孩子有任何匱乏。

我十歲的時候，她要我讀《一九八四》。我受不了書裡面描寫的性愛內容，可是它在我心中注入了養分，讓我深愛文字並享受閱讀。

到了十二歲時，我開始主動閱讀。無數的書本和作者接踵而來，一本一本按次序讀下去：《基度山恩仇記》、《魯濱遜漂流記》、《撒克遜英雄傳》（*Ivanhoe*）《大地英豪》（*The Last of the Mohicans*）、《水手比利巴德》（*Billy Budd, Sailor*）等小說，還有愛倫坡、果戈里、狄更斯、馬克吐溫、珍．奧斯汀等大作家的名著。不僅如此，老哥蘇曼也把他大學讀過的書寄給我，除了《君王論》、《唐吉訶德》、《憨第德》、《圓桌武士》、《貝武夫》等經典，還有梭羅、沙特和卡繆等名作家的著作。

有些書在我身上留下的痕跡特別深。我開始構思道德哲學時，《美麗新世界》奠定了我的思想基礎，成為申請大學時的作文主題。我在文章裡主張，快樂不是生命的價值。《哈姆雷特》則在我青少年的慘綠時期，伴我度過無數次成長危機。

英國詩人馬維爾（Andrew Marvell）〈致羞怯的情人〉（To His Coy Mistress）以及其他情詩，激發我和中學時期的朋友們，做出各種失敗又歡樂的冒險舉動。比如晚上我經常偷溜出去，在啦啦隊長的窗下高歌唐·麥克林的「美國派」（American Pie）。她父親是本地的牧師，所以我們猜想，他應該不會朝我們開槍。

有一次我夜遊結束，黎明回家時被逮個正著，母親非常緊張，仔細拷問我，是否嗑了在青少年間流行的迷幻藥。她絲毫沒想到，我所體驗過最令人昏醉的藥物，絕對是上星期她親手遞給我的那本浪漫詩集。書籍成為我的摯友，它們就像細磨精雕的鏡片，讓我用全新的視角看世界。

為了讓孩子得到良好的教育，母親開車帶我們北上，到一百多公里外最近的大城拉斯維加斯，去參加申請大學所需的測驗：PSAT、SAT、ACT。她加入地方教育委員會，重振教師士氣，要求學校開辦大學先修課程。每個人都看到她散發出的力量。她一肩挑起重任，要讓金曼各級學校脫胎換骨，而且還真的辦到了。突然之間，我們各個高中氣勢都上來了，包夾小鎮的兩道山脈不再能擋住我們的視野，山外的地平線一清二楚。

高中最後一年，好友李奧以全屆第二名畢業，他是我所知家境最差的孩子。學校的升學指導老師建議他：「像你這麼聰明的孩子，應該知道從軍是最好的出路。」他之後告訴我這件事。「媽的，」他說：「要是你去讀哈佛、耶魯或史丹佛，那我也要讀。」

後來我進了史丹佛，李奧進了耶魯，我不知道哪件事最令我開心。

夏天過了，史丹佛比所有學校都晚一個月開學，朋友全走光了，剩我一個人。多數下午，我會單獨徒步走入沙漠，小睡一會兒，想想事情，等女朋友艾比蓋兒在金曼唯一一家咖啡店下班。沙漠提供一條捷徑，穿過山脈，往下走就到鎮上，而且健行比開車更有意思。

艾比蓋兒當時二十歲出頭，就讀加州的斯克瑞普斯學院（Scripps College），但她不想背負就學貸款，所以休學一學期打工存學費。她深諳人情世故，這點很吸引我。她還了解在大學裡才學得到的神祕知識——心理學！我們經常在她下工後見面。她是來自地下世界的先聲，再等幾星期我就會進入那個全新的領域。

一天下午，我小睡醒來，抬眼見到幾隻兀鷲盤旋上方，誤認我為腐屍。我看錶，時間快三點，要遲到了。我撣掉牛仔褲上的灰，一路慢跑穿越沙漠，腳下黃沙變為柏油路，第一座建築出現，我轉個彎，見到艾比蓋兒手拿掃帚，正在清掃咖啡店的陽台。

「濃縮咖啡機我已經洗好了，」她說：「所以今天沒有冰拿鐵給你。」

我們走進打掃乾淨的咖啡廳。艾比蓋兒走向收銀機，拿起她收在那兒的一本平裝書。「這個，」她邊說邊丟給我：「你應該看看。你老是讀那些高文化的狗屁東西，幹嘛不試一本普羅大眾的玩意兒？」

那是一本五百頁的小說，叫做《不幸的嘉思勒醫師用精神治療醫好了撒旦》（*Satan, His Psychotherapy and Cure by the Unfortunate Dr. Kassler, J.S.P.S.*），作者是導演暨小說家李文（Jeremy Leven）。我拿回家，一天看完，果然不是高文化讀物。這是一本搞笑小說，但我不覺得好笑。然而，書裡有個不經意提到的假設，主角認為，心智只是大腦的作用。這個想法擊中了我，我對世界的天真看法因此動搖了。

當然，這假設一定不會有錯，要不然，我們的腦子在幹嘛呢？儘管我們有自由意志，可是我們也是生物，大腦是個器官，也要服從物理法則！文學是一個寶庫，讓人類有各種方式來描述意義；大腦則是啟動這一切過程的機器，雖然原理不為人所知。

彷彿被催眠一般，那晚在房間裡，我翻開史丹佛的課程目錄。我早已從頭到尾讀了幾十遍，還在所有文學課程做記號。但那晚我抓起螢光筆，開始標記生物和神經科學課程。

幾年過後，我還是沒有想到自己要幹哪一行，但也快拿到英國文學和人類生物學學位了。驅使我的與其說是成就感，不如說是對知識的渴望。我不斷在探索，什麼使人類生命有意義？我仍然認為，文學能完美地描述心智生命，而神經科學則為大腦奠定了最細緻的基本規則。意義，雖然是個滑溜的概念，卻似乎脫離不了人群關係與道德價值。

艾略特的《荒原》（*The Waste Land*）深深引起我的共鳴，這首長詩訴說人生的無意義與孤立，並述及對於人際連結的渴望與絕望。艾略特的隱喻滲入我的寫作風格，其他作者也引起我的共鳴。俄國作家納博科夫（Vladimir Nabokov）發現，個人有太多痛苦的經歷，就會對他人的苦難無感。英國作家康拉德（Joseph Conrad）敏銳而精準地觀察到，人與人之間傳達的訊息失真，會對彼此的生命造成重大的衝擊。我深信，文學不但點亮他者的經驗，也提供了豐富材料，讓我們進行道德反思。我短暫涉獵過分析哲學與後設倫理學，覺得乾枯無血肉，缺少真實人生的混亂無序和重量。

整個大學時期，我像個修道士一樣，隻身鑽研人類的意義。這種生活方式與我的期望相反，我想要強化、深化人際關係，以建立人生的意義。古人說，未經檢視的生命不值得活，那麼，未活過的生命值得檢視嗎？大二暑假將至，我申請到兩個工作，要嘛去亞特蘭大的葉克斯靈長類研究中心（Yerkes National Primate Research Center），在高等的科學機構實習，或去內華達山的營地擔任廚師副手。該營地是史丹佛校友的家庭渡假地，坐落在純淨無瑕的「落葉湖」湖畔，位於埃爾多拉多國家森林（El Dorado Regional Park）內，與「荒野保留地」荒涼的美並肩而立。營地的宣傳資料寫得很清楚，保證讓你體會到這輩子最棒的暑假。聽起來很棒吧！意外的是，營地負責人核准我的申請，令我受寵若驚。可是，我才剛聽說，獼猴的世界存在某種初始的文化雛形。所以我很想去葉克斯看看，生命意義的自然起源會是什麼。換句話說，要不就去研究意義，要不就去體驗意義。

我猶豫不決，到了截止日前，才選擇去營地。接著我到研究室去找生物學導師，告訴他這個決定。我走進去時，他跟平常一樣，坐在書桌前埋首於期刊中。他個性友善又開朗，說話聲量不大，眼皮有些下垂。當我告訴他我的決定時，他完全變了個人，兩眼突然睜圓，面頰充血，點點口沫噴出。

「什麼？」他說：「難不成你出社會之後，不想當科學家，而是要當……廚師？」

學期好不容易結束後，我前往營區報到。走在風大的山路上，我還是有點擔心自己的生命是否轉錯了彎。不過，我的疑慮很短暫。營地的資料絕無廣告不實，一切事物都充滿了青春牧歌般的詩意：湖泊、山嶺、人之美；經驗、交談、友誼之厚。

在月圓的夜晚，光線遍灑荒野，不用頭燈也可以健行。我們會在半夜兩點走上步道，攀爬附近塔拉克山（Mount Tallac）的峰頂。凌晨時分，在我們下方平靜無波的湖面，倒映著滿布星辰的純淨夜空。到了海拔將近三千公尺的山頂，我們裹在睡袋裡，彼此靠得緊緊的，凍僵人的寒風陣陣颳過，全靠某個思慮周密的人帶上來的咖啡抵禦。然後，我們坐等日出的第一個徵兆：淡淡的藍光，從東方地平線滲出，漸漸抹去星星。白晝在天空中向兩側、向上擴散，直到太陽的第一道光芒射出。

早晨的通勤族在遠方南太浩湖的道路動了起來。轉頭往後看，就會發現在天際的另一半，白晝的顏色由藍轉黑。在西方，夜晚尚待征服。在漆黑的天空中，星星閃耀，圓月還釘在天上。往東，白晝的全副光芒朝你射來；往西，黑夜的王國毫無投降跡象。這晝夜交界之地的壯麗景色，任何哲學家都提不出完美的解釋，彷彿上帝說出「要有光」，就是這樣的一刻。你不由得感到，相對於山陵、大地、宇宙的遼闊，自己的存在有多麼渺小。幸好你的雙腳還有知覺，還立在碎石坡上，讓你確定自己是壯碩景觀的一部分。

這就是內華達山營地之夏，也許跟任何暑期營隊差不多，但每一天，我都感覺充滿生命力，人與人頻繁互動，賦予我生命的意義。有些夜晚，我們一夥人在餐廳陽台，和營地副主任啜飲威士忌。當中還有史丹佛的學生莫歐，他原本在攻讀英國文學博士，但那年他讓自己休息一下。他和我們討論文學與後青春期的人生問題。第二年他回去讀博士，並寄給我他發表的短篇小說，提綱挈領地記錄了我們共度的時光：

突然，現在，我知道自己要什麼。我要營地助手搭起火葬台……讓我的骨灰掉落，和沙混合。讓我的骨頭遺失在漂流木之間，讓我的牙齒沒入沙礫之間……我不相信兒童的智慧，也不相信老人的智慧。會有一刻，會有一個轉捩點，人生點點滴滴累積起來的經驗，被生活的細節消磨殆盡。我們永遠不會比活在當下更有智慧。

回到校園後，我心想，我不後悔錯過了跟獼猴相處的機會。生命如此豐盛、滿溢。接下來兩年，我要繼續自己的追求，把心力都投入學業，試圖進一步理解心智。我選修文學與哲學課程，去了解什麼使生命有意義。我研讀神經科學，在功能核磁共振影像（fMRI）實驗室打工，去了解大腦如何產生一個生命體，讓我們能夠在世界中找到意義。

此外，我也常和一群親密好友做出許多惡搞的行為，所以感情十分深厚。我們穿上蒙古軍隊的服裝，在學校食堂打劫食物。我們會在承租的公寓成立煞有其事的兄弟會，還瞎掰了一整套的開學週行事曆。我們在白金漢宮門前扮成大猩猩拍照，還曾半夜私闖學校的紀念教堂，躺在地板上，傾聽自己的聲音在講道台上方的圓頂裡迴響。總之，一行人做過的傻事說也說不完。

後來我讀到，英國作家吳爾芙（Virginia Woolf）曾經裝扮成衣索比亞的古代皇族登上軍艦。我感到有點慚愧，自己的惡作劇其實微不足道，所以就不再到處吹噓了。

大四那年，我選了最後幾門神經科學的課。在「神經科學與倫理」的課外教學活動中，我們造訪一所專收腦傷病人的療養院。走入接待大廳，迎面而來的是令人極度不安的哭號。導覽人員是名三十多歲的友善女子，她向我們介紹自己，可是我的眼睛一直在搜尋哭聲的來源。

接待櫃檯的後面有一台大螢幕電視，正在播放肥皂劇，音量調為零。畫面中有一位藍眼女子，褐色頭髮修剪整齊，她微微搖頭，臉上充滿感情，正在向畫面外的某人請求。鏡頭一轉，遠處出現一位男子，下顎線條剛硬，牙齒咬合應該很緊密，顯然是她的愛人。兩人熱烈擁抱之後，一旁的哭聲更明顯。

我走近櫃檯，往後面窺看，發現在電視機前的藍色墊子上，有位穿著簡單印花洋裝的年輕女子，猜想約二十歲，正在激烈地前後搖擺，一聲聲地號叫。她前後搖晃身體，我的眼光捕捉到她的後腦勺：頭髮磨光了，留下一大塊蒼白的皮膚。

我跟上參觀團體，他們正要離開大廳去參觀其他設施。我跟導覽者交談才得知，當中有不少病友幼年時差點淹死。我環顧四周，發現沒有其他訪客。我問道：「平常都是這樣嗎？」

導覽解釋，起先家人會很常探訪，幾乎天天來，甚至一天來兩次。漸漸地，他們就改成隔天來，甚至只有週末來。再過幾個月或幾年，造訪次數越來越少，大概就是生日或聖誕節那些重要日子。最後，大多數家庭會搬離此地，離得越遠越好。

「我不怪他們，」她說：「愛這些孩子很難。」

狂怒在我胸中翻攪。很難？當然不容易，可是父母怎麼能放棄這些孩子？我們還看到一個房間，病人像軍營裡的士兵一樣，一排排躺在睡榻上，多半靜止不動。我沿著一列走下去，接觸其中一人的眼神。她十七、八歲，深色的頭髮糾結在一起。我停下來，對她微笑，表達我的關心。我拉起她的一隻手；她的手軟弱無力。可是她喉嚨發出咯咯聲，直視我，露出微笑。

「我覺得她在微笑。」我對照顧的人說。

「有可能，」她說：「有時候很難看出來。」

可是我很確定，她在微笑。

回到學校時，我是教室裡最晚離開的學生，教授還在。「來，你說說感想？」他問。

我一股腦把思緒傾倒出來。我無法相信，居然有父母會丟下這些可憐的孩子，其中一人還對我微笑。

這位教授一向很照顧我。對於交錯在科學和道德領域的問題，他總是看得很透徹。我期待他的意見會和我一致。

「沒錯，」他說：「你能有這番體驗很好。可是你知道，有時候，我覺得他們不要再活下去也好。」

我抓起背包離開。我心想：「那孩子在微笑，不是嗎？」

等到後來，我才明白這次參訪讓我看到以前不曾注意的面向。大腦賦予我們社交能力，因此人類才能建立關係、使生命具有意義。而我理解到，有時大腦會壞掉。

畢業在即，我始終無法釋懷，有太多問題沒解決，我的學習還沒告一段落。於是我申請就讀史丹佛的英語文學碩士班，獲得研究生資格。我逐漸視語言為近乎超自然的力量，它存在於人與人之間，將彼此的大腦（包在一公分厚的頭骨底下）帶進精神溝通的親密境界。一個詞代表的意思，僅僅存在你我之間，而生命的意義，它具有的價值，都跟我們互相建立的關係深淺有關。是人類的理智層面（也就是所謂的理性）為意義打下了基礎。然而不知怎麼，這個過程存在於大腦和人體裡，受到各自生理定律的局限，會出毛病，會失去功用。我心想，一定有個辦法，能使描述生命體驗的語言（如熱情、飢餓或愛），跟神經細胞、消化道、心臟搏動等醫學用語連結起來，即使連結方式非常曲折也沒關係。

我在史丹佛運氣很好，得以師從美國哲學家羅狄（Richard Rorty），他應該是上一代僅存最偉大的哲學家。在他的引導下，我開始用工具的角度看待所有學科。我們創造一套語彙、一套方法，藉由某種特定方式來理解人類生命。偉大的文學作品就是特殊的工具組，驅使讀者使用其既定語彙。

我的論文是研究惠特曼（Walt Whitman）。這位百年前誕生的美國詩人也被同樣的哲學問題所擄獲、所魅惑。他想要找到一個方式去理解、描繪他所謂的「生理—精神人」（Physiological-Spiritual Man）。

寫完論文時，我得出的唯一結論是，惠特曼的運氣沒有比較好，他也無法建構前後不矛盾的「生理—精神」語彙，不過至少他的失敗之處頗具啟發性。

我也更加確定，自己不想再繼續研究文學，因為許多文學家的理念過於政治化，和科學分道而馳。我的論文指導教授認為，我很難在文學界找到同溫層，因為多數文學博士對科學頗反感，他說：「就像猴子天生怕火，一碰到就嚇得半死。」

我不知道自己的生命要走向何方。我的論文《惠特曼與人格的醫學化》頗受好評，不過不是正統的文學研究，因為內容除了文學評論之外，還包含大量的精神醫學史和神經科學史。它跟英語系不怎麼契合，我也是。

幾個我最要好的朋友正往紐約市出發，打算在藝術界謀生。有些人從事喜劇表演，有些人在新聞界和電視圈，有一陣子我考慮加入他們的行列，重新開始。但我還是放不下這個問題：道德、文學、哲學和生物學，它們的交集之處在哪裡？

有天下午，我看完美式足球比賽，徒步回家。秋天微風拂面，我的思緒飄移。中世紀的神學家聖奧古斯丁在花園中聽到有人下令：「拿起《聖經》來讀。」而我聽到的指令卻相反：「放下書本去行醫。」

突然間我體會到，這句話理所當然。儘管，正因為父親、舅舅和哥哥都是醫師，醫學從來不在我認真考慮的選項。可是，惠特曼本人不就寫過，只有醫師才能真正理解「生理—精神人」？

第二天，我去諮詢醫學先修班的招生顧問，弄清楚規定和條件。申請醫學院需要大約一年的時間，包括密集修課，外加申請手續，那意味著入學前我會額外多出十八個月的時間。我留在這裡，讓朋友們去紐約發展，繼續深化彼此的關係。雖然必須把文學放在一旁，我卻得到機會去找書本以外的答案，去發現一個新世界，去跟受苦的人建立關係。我要繼續追尋，什麼事物能使人類的生命有意義，儘管即將面對著死亡與腐朽。

我開始修習必備的醫學預科科目，腦子裝滿化學、物理。我不想打工，那樣修課進度會慢下來，可是我付不起帕洛奧圖（Palo Alto，史丹佛大學所在城市）的房租。我發現一間空宿舍有扇窗戶沒關，於是爬了進去。借住幾個星期後，我被舍監逮到，幸好她是我的朋友。她給我房間鑰匙，還提醒我一些實用的訊息，例如中學女子啦啦隊夏令營何時會進駐。我擔心自己會變成性騷擾的前科犯，於是收拾了帳篷、書本和營養棒，前往太浩湖，等風頭過了再回來。

申請醫學院是以十八個月為一個循環，修課結束後我有一整年的空檔。幾位教授建議我，在完全放棄學術研究前，讀個科學與醫學哲學史的學位。因此我去申請劍橋大學的科學與醫學哲學史碩士學程，也成功獲得入學許可。接下來一年，我都在英國鄉村的課堂上學習。我越來越認定，對於生命議題，想要得出具體的道德觀點，一定得親自體驗生死的交關時刻。我開始覺得，語言文字輕飄飄地沒有重量，就跟說話時吞吐的氣息沒有兩樣。我退而反思，總算明白，自己只不過在確認心知肚明的事情：我想要直接體驗人生。只有行醫，我才能認真探索生物哲學。道德思辨比起道德行動，簡直微不足道。結束學位課程後，我回到美國，前往耶魯讀醫。

很多人都以為，第一次割開死人的身體，感覺一定很奇怪。詭異的是，現場的一切事物都很正常：明亮的燈、不鏽鋼檯子以及繫著領結的教授。它們都傳達出正當合宜的氛圍。儘管如此，我永遠也不會忘記，第一刀從後頸劃下、直抵下背時的畫面。解剖刀銳利極了，不像是切開皮膚，而是打開表皮的拉鏈，露出下面藏著的祕密筋絡。不管你準備得多充分，當下都會感到驚奇又興奮，也因此有點羞愧。

大體解剖是醫學生必經的成人儀式，一舉一動都超越世俗常規的分際，因此會引發種種情緒，包括厭惡、狂喜、噁心、挫折和敬畏。不過到後來做多了，就會變成乏味的教學演練。有時你會充滿慈悲憐憫之心，有時你又覺得這一切荒謬而無謂。你一方面在挑戰社會最基本的禁忌，然而在防腐劑的強力刺激下，你胃口大開，解剖時在幻想墨西哥捲餅。

最後，你做完導師交待的功課，解剖了正中神經，鋸骨盆為兩半，把心臟劃開，此時你又變得荒謬無謂，不在乎是否挑戰了禁忌，只覺得這是一堂普通的大學課，有食古不化的學究，也有插科打諢的丑角。對很多人來說，大體解剖充分展現出，醫學院如何把嚴肅、謙卑的學生轉化為冷血、傲慢的醫師。

我就讀醫學院初期，生活中充滿嚴肅的氣氛，畢竟醫師任重道遠，背負著救人濟世的道德使命。第一次上大體解剖前，要先學習心肺復甦術，這是我第二次做。第一次是場鬧劇，當時我們還是大學生，態度很不正經，都在胡鬧大笑。示範影片中的演員演技極糟，還用沒有四肢的塑膠假人練習，假到不能再假。可是現在，我們真的有機會用到這些技術，就會留意這些操作技巧的實際效用。所以，在同學的笑語間，當我反覆重壓塑膠兒童的小小胸部時，必須想像會聽到肋骨斷裂的聲音。

大體解剖課把真假世界顛倒過來。面對塑膠偶人，你假裝它是真的；面對遺體，你卻假裝它是道具。不過在第一天，你就是辦不到。面對微微發藍、發脹的大體，我無法否認他徹底死亡，也無法否認他有過人性。想到四個月後將以細齒鋸切開這個男子的頭顱，會覺得自己像是喪心病狂的殺人魔。

然而，解剖學的教授群就在那兒。他們給的忠告是，看一眼大體的臉，然後蓋上，這樣做起來會容易些。大家深呼吸，一臉認真，正準備揭開頭布的當兒，一位外科醫師經過停下跟我們聊天。他身體斜靠過來，兩肘撐在大體的臉部。他指著裸露軀體上各種印記和傷痕，開始重建病人的歷史：「這條傷痕是腹股溝疝氣手術留下的，那條則是頸動脈內膜切除。這些印子表示有過抓撓，可能是黃疸，膽紅素過高。病人或許死於胰臟癌，不過死得太快，所以沒有傷痕。」

與此同時，我忍不住瞪著他移來移去的雙肘，他每提出一個醫學假設、解釋一個醫學名詞，小臂就滾過被蓋住的頭。我心想，這就是臉盲症，一種神經異常疾病，患者會喪失辨識人臉的能力。要不了多久，我也會患上此病，無情地揮舞著細齒鋸。

幾個星期以後，這些戲劇化的情節就融入了生活中。跟其他科系的同學交談時，只要一提到跟大體有關的故事，我就會強調那些醜陋、變形、荒謬的景象，彷彿是為了向他們證明，儘管我每星期花六個小時在切割屍體，但我還很正常。有時候我會提到一個女同學，她會用立體彩繪裝飾自己的咖啡杯。有次在解剖室，我轉身見到她踮腳坐在凳子上，樂呵呵地敲打鑽子，鑽進一名女性的脊梁骨，碎片四處飛揚。

我之所以講這些故事，似乎是要自外於這一切，然而不可否認地，我也是他們的一分子。難道我不也一樣，亟欲用一把強力金屬剪分解一名男性的肋骨？解剖時，就算死人的臉被遮住、姓名保密，他的生命還是會突然冒出來，直視著你。我打開大體的胃，找到兩顆未消化的嗎啡藥丸，也就是說，他在痛苦中死去。我想像他獨自一人轉開藥瓶的蓋子，想解除病痛。

當事人活著時自願捐獻，才有這些大體。為了感謝他們的付出，我們不久後就改變談論大體時的用語和措辭，不再稱呼他們為「死屍」，而是改為「捐贈者」，這應該更為人所接受。

還有，早年跟解剖有關的違法行為很多，但現在的環境已經沒那麼惡劣了。第一個改變是，學生不再需要自己去找屍體。但十九世紀可不然，當時醫學院還鼓勵人們去墳地偷取屍體，不過這種掠劫的行為已經比burke文明多了。何謂burke？根據《牛津英語辭典》的定義，意思是「以窒息或勒殺的手段暗中殺人，再把屍體賣給研究單位做解剖」。

不過，最明白解剖內幕的人，也就是醫師們，幾乎從不捐贈自己的大體。那麼一般捐贈者明白多少呢？有位解剖學老師對我說過：「你不會告訴病人外科手術血淋淋的細節，否則他們會拒簽手術同意書。」

當然也有捐贈者會被告知解剖細節（有位解剖學老師對這種做法不以為然），但令人難以消受的，倒不是身體被人分解，而是你的母親、父親、祖父母，被二十二歲的醫學生邊開玩笑邊分屍。每次我在實驗預習的段落見到「骨鋸」一詞時，心裡就在猜，終於，這次我一定會吐出來。可是，解剖時我極少出狀況。當我看到「骨鋸」只不過是把生了鏽、用來鋸木頭的普通鋸子時，也無動於衷。最接近嘔吐的一次，我根本不在解剖室，而是在紐約州上外婆的墳，紀念她去世二十週年。還有一次我不斷鞠躬道歉，幾乎哭了出來，但不是向課堂上的那具大體，而是向她的孫兒孫女。有一回在解剖當下，有位先生要求取回母親被解剖一半的遺體。雖然當初她同意捐贈，可是兒子無法接受。我懂，我也會那麼做。（他後來還是歸還母親的遺體了。）

在解剖實驗室裡，我們物化死者，人被化約為器官、組織、神經和肌肉，毫無感情。第一天，你怎麼都無法否定屍體的人性。可是，等到你為四肢剝了皮、劃開了交纏的肌肉、扯出了肺、去除了一葉肝臟，就很難再視這堆組織為人。到了最後，解剖工作不是在褻瀆神聖的大體，更像是在打斷人生的「歡暢時光」，而看清後者令人羞愧不安。在罕有的反省時刻，我們全都默默地向大體致歉，不是因為我們感覺到自己僭越了常規，而是因為我們沒有感覺。

不過，這不是單純的惡行。所有的醫學都私闖神聖的領域，而不是只有大體解剖而已，醫師以所有想像得出的手法侵入身體。他們觀察病人，是在人最脆弱、最神聖、最私密的時候。他們護送人進入這個世界，也護送人離開。

將身體理解為物質與機制，這是不得已的做法，是為了替病人減輕最深切的痛苦。同樣道理，受病痛折磨的身體成為簡單的教學道具。解剖學教授應該是最冷靜和客觀的，然而他們與大體的親緣關係依然分割不斷。很早有一次，當我劃下長而快的一刀，切進大體的橫隔膜，以便找到脾動脈時，我們的監考官既怒又驚。不是因為我破壞了一個重要的結構，或是誤解了關鍵的概念，或是毀掉了未來的解剖機會，而是因為我看起來太不在意。他臉上的表情以及那難以言喻的悲傷，所教導我的醫學要比我以後上的任何課都多。我解釋道，是另一位教授教我要這樣下刀。這時監考官的悲傷轉為暴怒，突然間，臉紅的教授一個個被揪到走廊上。

其他時候，這種親緣關係比較單純。有一次，在指出捐贈者胰臟癌的慘狀時，老師問道：「這個人幾歲？」

「七十四歲。」我們回答。

「跟我一樣。」他說，放下器械，走了出去。

醫學院使我更懂意義、生命和死亡彼此之間的關係。我看到自己大學時代寫的人群關係論，如今體現為醫師—病人的關係。作為醫學生，我們必須面對死亡和病苦，以及照護病人所需的工作。同時我們也得到庇蔭，不必承擔醫師真正的責任與打擊，儘管我們不時窺見後者的魅影。醫學生前兩年時間花在教室裡，交友、上課與讀書，彷彿只不過是大學課業的延長。可是，我讀醫學院第一年認識的女朋友露西（後來成為我的妻子），就很了解課堂知識的延伸意義。她對人類滿懷無限的愛，我從她那裡學到了一課。

有天晚上在我的公寓，她坐在沙發上研究組成心電圖的大量波線，她想了一會兒，然後正確找到一個致死的心律不整案例。她突然明白過來，開始哭泣，因為不管這個「心電圖作業」來自何方，病人都沒有活下來。紙上的高低紋路不只是波線，而是心室纖維性顫動不斷惡化，導致心博停止。一想就令人難過。

露西和我讀耶魯醫學院的時候，努蘭（Sherwin Nuland）還在那裡教書，我認識他是因為我當閱卷助理。努蘭是著名的外科醫師兼哲學家，他那本談論死亡的著作《死亡的臉》影響深遠，我讀中學時就出版了，不過我要等到進了醫學院才有緣接觸。我讀過的書當中，很少有人如此直接而且專注地討論關於存在的一個基本事實：一切生命，不論是金魚還是孫女，都會死。

夜晚，我在房裡欲罷不能地讀這本書，特別記得他形容自己祖母的病，其中一段完美地展現出，個人、醫學與精神如何相互融合為一。努蘭回憶道，他幼年時很喜歡玩一個遊戲，用手指在祖母的皮膚上按個小坑，看多久才恢復原狀。那是老化的過程，伴隨祖母新出現的呼吸短促問題，在在都顯示了「她逐漸往鬱血性心臟衰竭的方向走去」。努蘭寫道：「老化的血能夠從老化肺臟組織裡吸取的氧氣量明顯下降。最明顯的證據是，她慢慢抽離生活……等到阿嬤不再祈禱的時候，也根本停止所有其他活動了。」寫到祖母致命的中風時，努蘭記起布朗那本《醫者的信仰》：「當初以怎樣的奮鬥與痛苦來到世間，我們不清楚，可是要離開世間，通常不是件容易事。」

我花了那麼多時間在史丹佛念文學、在劍橋念醫學史，以期更加清楚死亡的所有特性，離開學校時卻感覺它們依然如同迷霧。努蘭那番話令我相信，只有面對面接觸才能領會生死之事。我讀醫，目的是見證死亡的雙重特性：無論是從人生經驗或生物週期來看，它都有重大意義；既是個人最切身的事務，也是所有人都要面對的命運。

我記得努蘭在《死亡的臉》開篇裡寫道，他還是年輕的醫學生時，在手術室跟一個心跳已經停止的病人獨處。絕望之餘，他切開病人胸部，試圖以人力擠壓心臟，抽送生命回到他的體內。病人死了，主管找到努蘭時，他全身灑滿了鮮血，心中滿是挫敗感。

我讀醫的時候，醫學院已經變了，根本不能想像會發生這種情景。我們當學生的幾乎不被允許碰觸病人，更別說開胸了。沒變的則是，置身於鮮血和挫敗感中那種負責任的勇敢精神。那個畫面，我認為是醫師的真正寫照。

第一次目睹生產的過程，也讓我首次接觸到死亡。

我不久前考完初階的醫師資格考，結束兩年密集的學習。那段時間，我成天埋頭書本，泡在圖書館，坐在咖啡館細讀上課筆記，躺在床上複習手寫的卡片。接下來兩年，則將花在醫院和診所，我終於可以應用理論知識來減輕患者的病苦，主要焦點會是病人，而非抽象概念。

我的第一站是婦產科，在產房值大夜班。日落時我走進醫院，反覆背誦分娩的階段、相應的子宮頸張開尺寸以及表示嬰兒下降的「站名」，到時候這些資料都用得上。作為醫學生，我的任務是從觀察中學習，並且避免妨礙別人工作。住院醫師已經讀完醫學院，正在自選的專科完成訓練，這些住院醫師及有多年臨床經驗的護士會是我的主要指導人。雖然如此，我覺察到內心的恐懼正在蔓延。我暗自擔心，恐怕有很大的機會，我會被叫去單獨接生，然後把事情搞砸。

我走向醫師休息室去見住院醫師。進房間時，我見到一個年輕的深髮色女子躺在沙發上，拚命大嚼三明治，一邊看著電視，同時閱讀期刊論文。我向她自我介紹。

「噢，嗨，」她說：「我是瑪麗莎。你要找我的話，我不是在這裡，就是在值班室。你要做的大概是多注意病人嘉西亞：二十二歲，不足月陣痛，懷有雙胞胎。其他所有人都相當正常。」

瑪麗莎在咬兩口三明治的間隔為我簡報，病歷資料如槍林彈雨般襲來：雙胞胎才二十三週半；但願孕期不斷延長，直到胎兒長得更成熟；一般認為二十四週是存活的邊緣，多一天就多一分希望；病人正在服用多種藥物以控制收縮。瑪麗莎的呼叫器響起。

「好了。」她說，雙腿一盪，離開沙發。「我得走了。如果你想留下來，可以待在這兒。這兒的有線電視頻道不錯。要不然，你也可以跟我走。」

我跟著瑪麗莎去護理站。一面牆上掛著一排監視器，顯示無線裝置傳過來的波狀線。

「那是什麼？」我問。

「那是分娩力計的讀數和胎兒的心搏率。我帶你去看這個病人。她不會英語。你會說西班牙語嗎？」

我搖頭。瑪麗莎帶我進入病房，裡面很暗。母親躺在一張床上休息，安靜無聲，條狀監視帶繞在她的肚子上，追蹤她的收縮和雙胞胎的心跳，訊號送到我剛才在護理站看到的螢幕。父親站在床邊，握著妻子的手，憂慮刻入他的額頭。瑪麗莎用西班牙語輕聲對他們說了些話，然後護送我出來。

接下來幾個小時，事情進行順利。瑪麗莎在休息室睡覺。我試圖解讀嘉西亞病歷上的字跡，像看埃及象形文字一樣，我獲得的結論是：她名叫伊利娜，這是第二胎，沒有接受任何孕期產檢，沒有保險。我寫下她正在吃的藥名，打算晚一點去查。我在醫師休息室裡找到一本教科書，讀了一點關於早產的章節。早產兒如果存活，腦出血和腦性麻痺的風險就會明顯提高。不過呢，我哥哥蘇曼早產將近八週，三十年後，他現在是神經科的執業醫師。

我走到護士那裡，請她教我讀監視器上的曲線，它們在我眼中跟醫師的筆跡一樣難解，可是接下來是風平浪靜或災難一場，都要從中解讀。她點頭答應，然後開始引導我看收縮出現在哪裡、胎兒的心跳如何回應等。

她突然停下，憂慮閃過臉龐，一個字也沒說，站起來跑進伊利娜的房間，然後衝出病房，回來抓起電話，呼叫瑪麗莎。一分鐘後，瑪麗莎抵達，雙眼充血，瞟一眼讀數，急急走入病人房間，我尾隨其後。她掏出手機，打電話給主治醫師，快速地用術語交談，我只能理解部分。我猜得出來，雙胞胎命在旦夕，他倆唯一的生機是緊急剖腹生產。

這波騷動把我捲入開刀房。他們讓伊利娜平躺在檯子上，藥物注入靜脈點滴。一名護士急匆匆地在病人圓鼓鼓的肚皮上塗抹消毒液，此時主治醫師、住院醫師和我在手上、前臂潑灑酒精沖洗液。我模仿他們急切的動作，安靜地站在一旁，而他們很小聲地咒罵著。幾個麻醉醫師為病人插管麻醉，我們的資深外科醫師，也就是主治醫師，顯得坐立難安。

「拜託，」他說：「我們沒多少時間。動作必須快一點！」

主治醫師劃開病人下腹時，我在他身邊，他在肚臍眼下方割了一道弧線切口，就在突出的子宮頂端之下。我努力跟著每一個動作，在腦子裡搜索課本上的解剖插圖。

手術刀一接觸，皮膚向兩邊滑開。醫師很有信心地劃過包覆肌肉的白色堅韌的腹直肌筋膜，然後用手將筋膜及下方附著的肌肉分開，甜瓜般的子宮就這麼露出來。子宮也切開了，一張小臉出現，然後消失在鮮血裡。醫師雙手伸進去，接連拉出兩個身體發紫的嬰兒。他們兩眼緊閉，幾乎沒有掙扎，彷彿太早從巢中跌落的小小鳥。半透明的皮膚下骨頭清晰可見，他們看起來不像嬰兒，而是像小一號的嬰兒模型，身體不比外科醫師的手大多少，沒法抱著。他們很快就被交到新生兒重症專科醫師手中，後者趕緊送他們去新生兒加護病房。

眼前的危機解除，手術的步調慢下來，忙亂即將轉回平靜。肉燒焦的氣味飄上來，因為燒灼可以阻止血液噴出。子宮縫回原樣，針腳像是一排牙齒，把切開的傷口咬合。

「教授，你要縫合腹膜嗎？」瑪麗莎問：「我最近讀到，腹膜不需要縫合。」

「《聖經》上說，『神所配合的，人不可以分開』，」主治醫師說：「至少，只能暫時分開而已。我寧可讓身體恢復成我當初看到的樣子。我們把它縫回去吧。」

腹膜是包住腹腔的一層薄膜。不知怎麼地，我剛剛錯過它是怎麼切開的，它在哪兒，我現在一點也看不見。對我來說，傷口看起來是一團亂糟糟的組織，而在外科醫師眼裡，卻有歷歷分明的層次，就像雕刻家眼中的一塊大理石。

瑪麗莎開口要腹膜線，她把鑷子伸入傷口，從肌肉與子宮之間拉起一層透明組織。突然間，腹膜以及上面的大洞都清楚可見。她縫合創口，接著繼續縫肌肉和筋膜，以一根大針、幾個反覆迴旋的大針腳把它們恢復原狀。

主治醫師放下工具，皮膚終於縫上了。瑪麗莎問我要不要縫最後兩針。

我雙手發抖，把針穿過皮下組織。當我拉緊縫線時，看到針有點彎。縫合的皮膚一邊高一邊低，露出一截脂肪。

瑪麗莎嘆口氣。「針腳不齊，」她說：「你必須剛好鉤住真皮層——看見薄薄的這一條白色嗎？」

我看到了。不只我的心智需要訓練，我的眼睛也需要。

「剪刀！」瑪麗莎剪掉我的外行線結，重新縫合傷口，然後敷藥包紮，把病人送去恢復室。

正如瑪麗莎先前告訴我的，妊娠二十四週被認為是處於存活的邊緣。這對雙胞胎撐了二十三週又六天。器官已經形成，可是也許還沒準備好負起維生之職。他們少了將近四個月時間，無法繼續在子宮內受保護、成長。充滿氧氣的血液和養分原本會透過臍帶得到供應。現在，氧氣必須通過肺部而來，而他們的肺臟還無法進行複雜的擴張、氣體交換，也就是還無法呼吸。我去新生兒加護病房看雙胞胎，他們各自被一個透明的塑膠育嬰箱罩住，比起那些嗶嗶響的大機器，他們顯得好小，幾乎消失在纏繞的電線、管子後面。育嬰箱側面有小小的窗口，父母費點勁就能伸手進去輕輕撫摸一條腿或一隻臂膀，給嬰兒必要的肌膚接觸。

太陽升起，我的值班時間結束。他們讓我回家，雙胞胎從子宮取出的景象令我的睡眠斷斷續續。我覺得自己就像發育不全的肺，還沒準備好負起維持生命的責任。

那天晚上我回去工作時，被派去照顧另一位母親。她的生產大家預期不會有意外。一切符合標準流程；連她的預產期都正好是今天。我跟護士一起追蹤這個母親的穩定進展，收縮的痛楚逐漸升高頻率。護士報告子宮頸擴張的讀數，從三公分到五公分再到十公分。

「好，現在該用力推了。」護士說。

她轉向我說：「別擔心。接生時間快到的時候，我們會呼叫你。」

我在醫師休息室裡找到瑪麗莎。過了一陣子，產科小組被叫進病房：快分娩了。在門外，瑪麗莎遞給我罩袍、手套，以及一雙很長的鞋套。

「等一下現場會血水噴飛。」她說。

我們走進房間。我不知所措地站在一旁，直到瑪麗莎把我推向前——推到病人雙腿之間，我身後站著主治醫師。

「用力！」護士鼓勵：「再來一次。對，就是這樣，不過尖叫可以免了。」尖叫沒有停止，不久，還加上鮮血和液體大量湧出。清晰簡潔的醫學圖解教材完全沒有呈現這樣的場景，鮮血不只出現在生死搏鬥裡，也出現在出生時刻。（這可不是嬰兒攝影家歌蒂斯〔Anne Geddes〕的相片。）事實越來越清楚，培養執業醫師所需的訓練，跟醫學生在課堂裡受的教育大異其趣。看書、答選擇題，跟採取行動、肩負連帶責任，毫不相似。抓著嬰兒的頭以協助肩膀滑出，過程要十分審慎，但心裡明白不等於實際做得到。萬一拉得太用力造成無法復原的神經損傷，一切就完了。每推一下，頭就出現，然後，停止推送時它就縮回去，可說是走三步退兩步。我只能等待。人類的大腦使生命體的基本任務，也就是繁殖，成為危機重重的任務。同樣地，人類大腦也發明了產房、心搏－分娩力計、局部麻醉以及剖腹生產手術等必備措施。

我站著不動，不確定什麼時候要動、要做什麼。主治醫師的聲音引導我的雙手接觸露出來的頭，下一次推送時，我輕輕帶出嬰兒的肩膀，她出來了。她好大，胖胖的，濕濕的，跟前一晚鳥兒般大小的嬰兒相比，足足三倍有餘。瑪麗莎鉗住臍帶，由我剪斷。孩子的眼睛張開，她開始哭。我多抱了嬰兒一秒鐘，感受她的體重和分量，然後交給護理師，接著把她送交母親。

我走出去，向等候室裡的大家族報佳音。房間裡聚集的十幾名家屬雀躍歡呼，互相握手、擁抱。我像是從山頂回來的先知，帶著新世界的喜悅訊息！生產時的混亂氣氛都不見了。我剛剛抱著這個家族的最新成員，是他的侄女，她的表妹。

回到產房，興奮莫名的我碰上瑪麗莎。

「對了，你知不知道昨晚那對雙胞胎現在怎麼樣？」我問。

她臉色一暗。嬰兒甲昨天下午死亡，嬰兒乙活了接近二十四小時，然後大約在我接生新嬰兒的時候去世。那一刻，我只想到愛爾蘭作家貝克特（Samuel Beckett）的文句，他的隱喻充分體現在那對雙胞胎的命運：「有一天我們出生，有一天我們將死，同一天，同一秒鐘……生下就跨坐在墳上，光閃亮了一下，然後再度回到黑夜。」我就站在拿著「鑷子」的「掘墓人」身旁。這兩個生命完成了什麼目的？

「你以為那很糟糕？」她又說：「大多數產下死胎的母親，仍然得經歷陣痛和分娩。你能想像嗎？至少那兩個寶寶有過這樣的機會。」

就像火柴閃了一下，但沒點著。產下雙胞胎的母親在病房裡哀號，父親眼瞼赤紅，淚水默默滑下臉龐。在有人迎接喜悅的同時，有人卻得承受命運不公平的對待，接受難以預料的死亡。

這一切有什麼道理可說，又有什麼言語能夠安慰？

「緊急剖腹是正確決的定嗎？」我問。

「絕對正確，」她說：「那是他們唯一的機會。」

「如果不開刀會怎麼樣？」

「很有可能他們會死。胎兒的異常心搏紀錄顯示，胎血變為酸性，不知怎麼臍帶出了問題，也可能是發生其他嚴重問題。」

「可是，要何時才能判定，心搏紀錄看起來有問題？哪一種狀況比較糟？是太早出生，還是等太久才生？」

「靠判斷。」

好一個靠判斷啊！我的生活中，除了決定要法式沾醬還是乳酪酸黃瓜沾醬，我做過什麼更難的決定？我怎麼可能學會，而且心安理得地下這類判斷？我還有一大堆醫學的現實面要學，可是當生死定於一線時，只靠知識夠嗎？聰明當然不夠；澄澈的道德倫理也是必需。不知怎麼地，我開始相信我不只將獲得知識，還會獲得智慧。畢竟，前一天當我走進醫院時，出生與死亡還不過是抽象的概念。現在，兩者我都已在近處目睹。或許，貝克特《等待果陀》劇中的波卓（Pozzo）說得沒錯，生命不過就是「一瞬」，太短而無法考慮。所以，我必須把重心放在自己即將扮演的角色，密切觀察死亡的時辰與方式，成為拿著鑷子的掘墓人。

不久以後，我的婦產科輪值結束，立即到了癌症外科。醫學院同學馬莉和我一起輪值。過了幾星期，在一個無眠無休的夜班後，她被派去協助惠普式手術（Whipple），這手術極為繁複，得重建腹部大部分器官，以便切除胰臟癌。通常在這種手術裡，醫學生只要從頭到尾站著不動，最多九個小時，也可以九個小時後再進來。大家認為，此手術的助理是個閒差，因為它極端繁複，只有總住院醫師獲准動手參與。手術過程十分煎熬，是對一般外科醫師的最終考驗。

手術開始後十五分鐘，我見到馬莉在走廊上，正在哭。惠普式手術一開始，外科醫師會從很小的切口插入一具小攝影機，看有沒有轉移的癌腫，癌症若已擴散，手術將毫無用處而宣告取消。馬莉站在手術室裡等待，九小時的手術即將在她面前展開，她心裡有一絲想法：「我好累。上帝，求求你，讓癌細胞擴散吧。」癌症果真擴散了，醫生把傷口縫合，手術取消。一開始她感到輕鬆，然後羞愧的感覺卻逐漸加深、啃囓著她。馬莉衝出手術室，需要找人懺悔，她看到了我，於是我成了聽告解的人。

醫學院第四年，我看著不少同學一個接著一個申請住院醫師訓練，大多選擇了比較不累人的領域作為專科（比方放射科或皮膚科）。我很不解，於是蒐集了幾家一流醫學院的資料，發現都有相同趨勢。多數醫學生傾向挑選高收入低壓力的專科，工作時間比較人性化，因而能維持「高生活品質」。當年申請醫科時，我們入學作文裡所展現的理想主義已經消褪，甚至破滅。畢業日期接近了，我們按照耶魯傳統，坐下重寫畢業誓詞，內容引用了醫學界偉大前輩的文字，包括希波克拉底、猶太名醫邁蒙尼德（Moses Maimonides）等。

有些學生主張，「病人的利益絕對高於醫師」這類敘述應該拿掉。其他人沒有打算繼續討論這個議題，所以保留了那些陳述。那些學生所展現的自我中心思想，我覺得跟醫學精神截然相反。那些陳述之所以被提起，因為它們完全有道理。的確，百分之九十九的人選擇職業時考慮的是薪水、工作環境和工時。可是那樣就搞錯重點了，以生活品質為優先考慮，是在挑選工作，而非聽從使命的召喚。

我呢，將選擇神經外科作為我的專科。我已經考慮一陣子，有天晚上在手術室旁的病房裡，才拍板定案。小兒神經外科醫師跟一對父母坐下來談，他們的孩子長了很大的腦瘤，當晚因為頭痛求醫。我默默聽著，心中充滿莫大敬意。醫師不但告知臨床的實際結果，而且直接面對現實。他承認情況並不樂觀，並為對方指出未來的方向。孩子的母親恰巧是放射科醫師。母親研究了掃描影像，腫瘤看起來是惡性的。她現在坐在塑膠椅上，頭頂日光燈閃爍著，絕望而無助。

「克萊兒啊……」醫師正開始說，輕聲細語地。

「看起來真的那麼糟嗎？」她打斷他：「你認為是癌？」

「我不知道。我只能確定……你也應該明白，你的生活即將改變了，其實你馬上就要做準備，這會是一場長期抗戰，你明白嗎？你們一定要互相扶持。需要休息時，一定要讓自己喘口氣。這種病如果沒有使你們更加凝聚在一起，就會撕裂你們。現在比任何時候都重要，你們兩個一定要支持彼此。我不希望你們整夜不睡照顧孩子，或者永遠不離醫院半步。好不好？」

醫師繼續說明手術計畫，預期結果以及其他可能狀況。有些事情現在必須做決定，有些事情應該開始慢慢考慮，當然也有事情他們目前完全不需要擔心。談話結束時，家屬還談不上心安，但是似乎已有能力去面對未來。

我注意到，這對父母的臉色，本來蒼白又無表情，彷彿置身另一個世界。談完後，他們的表情恢復生氣、眼神也變得有力。我坐在那裡，當下明白了，所有人在某個時刻都得面對這些問題，去思索生命、死亡與人生的意義。而這些時刻往往來自於醫療情境。在現實中遇上這些問題時，必然得同時用上哲學與生物學的思考模式。人類是生命體，服從物理法則，不幸地，也要臣服那條熱力學定律：熵總是逐漸增加，能量總是不斷在退化。疾病是導因於體內分子不按牌理出牌；生命的基本活動是新陳代謝，而死亡是代謝停止。

所有醫師都治病，但神經外科醫師在鍛造自我認同的坩堝裡工作。無可避免地，任何大腦手術都在操控人的自我本質，我們跟病人談話時，不能不提及這個事實。對病人與家屬而言，大腦手術通常是他們所經歷最戲劇化的事件，其衝擊不下於任何人生大事。在這個重要的關鍵點，問題不只是「生」或「死」那麼簡單，而是「怎麼活才是真正的人生」。

為了多活幾個月，你願意放棄自己的說話能力，過著啞巴的生活嗎？你願意犧牲部分的視力，以降低一些腦出血的致命風險嗎？你是否願意放棄右手功能，讓癲癇不再發作？子女承受神經系統的病痛，情況要多嚴重，你才能接受死亡是更好的選擇。大腦居間統籌我們在人世間的經驗，任何神經上的毛病都會迫使病人與家屬，去尋找這個問題的答案：「有那些事物可以賦予生命足夠的意義，讓我們有理由繼續活下去？」（最好在醫師的引導下進行探索。）

我受到神經外科所吸引，是因為它不斷驅策我們力求完美，絕不放鬆。它就像古希臘人所稱的「卓越」（arete），是一種德智體群兼備的美德。神經外科就是一種終極挑戰，你得同時跟意義、自我認同和死亡搏鬥。除了肩挑無比重大的責任，神經外科醫師同時是多種領域的大師：神經外科、加護醫學、神經內科和放射科。我知道自己不僅必須訓練手和腦，還得訓練眼睛甚至更多器官。光是想到這些，就讓我惶恐又迷醉，我也許能成為那些十項全能的醫師，他們邁入情感、科學和精神問題的叢林，披荊斬棘，開拓人類知識的大道。

讀完醫學院，新婚的我跟露西前往加州開始兩人的住院訓練，我在史丹佛，她在不遠的加州大學舊金山分校。醫學院生涯畫上句點，真正的責任等待著我們。沒多久，我在醫院結交了幾位好友，尤其是跟我一起受訓的維多利亞，還有一般外科住院醫師傑夫，他高我們幾屆。接下來的七年訓練，我們將從醫療大戲的見證人，成長為劇中要角。

第一年的住院實習，幕前上演著生死大戲，我們只像倒茶影印的小弟。儘管如此，工作負擔還是很沉重。我報到的第一天，總住院醫師對我說：「神經外科住院醫師不只是最好的外科醫師，還是全醫院最好的醫師。這就是你的目標：讓我們以你為榮。」科主任經過病房時說：「永遠用左手吃東西。一定要學會兩手都能運用自如。」有個資深住院醫師說：「提醒你一下，總醫師正在辦離婚，所以他現在把全副心力放在工作上，別跟他聊有的沒的。」即將離開的實習醫師本來應該帶我熟悉環境，可是只交給我一份病人名單，一共四十三人，然後說：「我只有一句話要給你，他們只會讓你難過心傷，但他們自己也束手無策。」接著就轉身離開。

頭兩天，我沒有離開醫院。成堆的文件處理不完，往往要花上一整天。沒多久，我就能用一小時解決。不過，在醫院工作，你歸檔的文件不只是白字黑字，而是一段段的故事，充滿未知的冒險，以及凱旋勝利的喜悅。

八歲的馬修有天因為頭痛來看病，卻發現有個腫瘤緊靠著下視丘生長。這個部位用來調控人體的基本衝動：睡眠、飢餓、乾渴和性欲。只要腫瘤還留一小塊，馬修一輩子就得跟放射線治療、手術和大腦導管等為伍。簡言之，他的童年會全耗進去。全面割除可以避免上述問題，但風險是，下視丘若受損，將使他完全受制於本能衝動。外科醫師開始動手，穿過馬修的鼻腔插入一個小內視鏡，鑿開頭骨基部。進入大腦，馬上可以看到清楚的平面。醫師成功移除了腫瘤。幾天後，馬修在病房區東跳西蹦，還偷護士的糖果，看來隨時可以回家。那天晚上，我很高興地填寫他那份長得要命的出院檔案。

在某個星期二，我第一次失去自己的病人。

她八十二歲，小而瘦削，一般外科病房裡最健康的一位，我在那裡實習一個月。（死後解剖，病理科醫師對她的年紀極驚異：「她的器官像是五十歲的人。」）她住院是因為輕微的腸阻塞引起便秘。經過六天等待，腸子自動鬆開的希望落空，我們動了一個小手術以解決問題。星期一晚上八點左右，我去看她，病人神智清楚，感覺沒問題。我們交談的時候，我從口袋裡掏出當天工作清單，劃掉最後一項（「術後查房，哈維太太」）。是回家休息的時候了。

過了午夜，電話響起：「病人休克。」例行與常態作業馬上派不上用場。

我從床上坐起，連珠砲地發出指令：「一公升劑量乳酸林格氏液、心電圖、胸部X光，各種測量數值……我馬上來！」我打電話給總醫師，她要我增加檢驗項目，叫我知道更多情況之後打給她。我趕去醫院，發現哈維太太喘不過氣，心臟急速跳動，血壓直落。不管我做什麼，她都無法好轉；而我是唯一一個正在輪值的一般外科實習醫師，我的呼叫器響個不停，有些可以不管（病人需要安眠藥），有些必須處理（急診室病人主動脈瘤破裂）。我彷彿發出了上千個指令，而哈維太太就是沒有改善。我就像滅頂的難民，踩不到底。我把她轉入加護病房，打入大量的藥劑、流質，以阻擋她走向死亡。

接下來幾個小時，我在急診室與加護病房間跑來跑去，兩邊都有瀕臨死亡的病人。早上五點四十五分，急診病人送往手術室，而哈維太太穩定下來，但仍然需要十二公升流質、兩單位血液、一具呼吸機、三種不同的升壓藥物以維持生命。

等到我終於離開醫院，星期二下午五點左右，哈維太太病情還是沒有好轉，也沒惡化。晚上七點，電話響了，哈維太太心肺功能驟停，加護團隊正在施行心肺復甦術。我衝回醫院，看到她又一次挺過來，但情況很勉強。這回我先不回家，在醫院附近草草吃個晚飯，以防萬一。

大約八點，電話響起：「哈維太太死亡。」

我回家睡覺。

我處在憤怒和悲傷之間。不管是什麼原因，哈維太太通過一層層文件的關卡，成為我的病人。第二天，我參與她的屍體解剖，看著病理科醫師打開她，移除器官。我一個個親自檢視，以雙手碰觸，檢查我在腸子上打的線結。從那個時刻開始，我下定決心，要把病例報告當作病人，而非拿病人當病例報告。

在第一年，我看到許多自己經手的病人死去。有時候，在轉角處瞥見；有時候，慚愧地發現自己人在現場。下面是在我眼前去世的一些人：

1.酒癮患者，血液喪失凝血功能，皮下和關節內大量出血致死。每一天，青紫的腫塊都在擴散。他陷入譫妄前，抬頭對我說：「真不公平，我喝酒都有兌水啊！」

2.病理科醫師，臨終前哮喘而亡，死因肺炎。這是她最後一次到病理實驗室；她這輩子花了無數時光的地方。

3.動了神經外科小手術的男子，為的是治療顏面劇烈刺痛。我們用一小滴液體水泥包圍住可能引起他痛楚的神經，以避免受到鄰近靜脈的擠壓。一週後，他出現大範圍的頭痛。幾乎做了所有檢驗，最終卻找不出病因。

4.幾十例頭部外傷病人，起因包含自殺、槍傷、在酒吧打架、騎機車出車禍以及被汽車撞。還有，被駝鹿攻擊。

有時候，壓力和苦難瀰漫在空氣裡，一切的重擔如影隨形。通常，你吸進呼出，一無知覺。可是有些日子，就像潮濕悶熱的白晝，令人窒息。我在醫院裡有時會覺得，自己陷在無休無止的叢林之夏無法脫身，一身汗濕，看著垂死病人家屬的淚雨傾盆而下。

受訓的第二年，病人要急救時，我總是第一個抵達。有些病人救不回來，其他的還有機會。有次我把昏迷病人從急診室快速送進手術室，將顱內出血引流出，然後看著他甦醒，開始跟家人說話，抱怨頭上的切口。第一次完成這項任務，讓我的意識掉入極樂的漩渦中，凌晨兩點繞著醫院大步走，完全忘了自己身在何處。我花了四十五分鐘才脫離這個狀態。

繁重的日程壓得人喘不過氣。作為住院醫師，我們的工時長達每週一百小時。官方規定最高不得超過八十八小時，可是總有更多的工作必須做完。我的眼睛溢出淚水，太陽穴一縮一脹，還在凌晨兩點灌下提神飲料。工作時，我可以維持清醒，一出醫院大門，疲憊感立即襲來。我踉蹌走進停車場，通常必須先在車裡小睡一會兒，才能開十五分鐘的車回家上床睡覺。

不是所有住院醫師都能對付這種壓力，有的人不能承受任何一點責怪或責任。他是極具天分的外科醫師，但是無法承認自己犯了一個錯。有天我跟他在休息室裡，他求我幫他挽回職業生涯。

「你只需要……」我說：「看著對方的眼睛說，『對不起，這起事故是我的錯，我不會再犯』。」

「可是那是因為護理師……」

「我不想聽這句話。你必須說出口，而且要真心誠意。再試一次。」

「可是……」

「不是這句。請表達歉意。」

同樣的對話持續一個小時，我知道他沒救了。

這種精神壓力迫使另一個住院醫師離開醫界，轉而從事不那麼累人的顧問工作。

還有人付出更高的代價。

我的醫術逐漸成長，我的責任也隨之加重。得學會判斷誰能救、誰救不了以及誰不應該救，有些患者的預後根本無從判斷。有次我犯了錯，急匆匆地把病人送入手術室，只挽回他一部分的大腦，雖然心跳還能持續，卻永遠不能說話，只能靠管子進食，迫使他過著自己絕不願意接受的生命狀態。我開始明白，比起病人死去，這是我更糟的敗績。病人僅存無知無覺的代謝運作，似有若無的存在成為難以承受的負擔，餘生將耗在療養院裡。家人無法終止這段人生章節，探視漸疏，直到病人無可避免地出現褥瘡或肺炎，進而死去。有些人堅持，這樣的生命有其價值，所以能懷抱一絲希望，也會誠實地面對現況。可是很多人不願或沒法這麼做，所以神經外科醫師一定要學會做出裁決。

我選擇這個職業，部分原因在於想探索死亡的本質，掌握它、剝除它的外衣、兩眼不眨地直視它。神經外科吸引我，除了大腦和意識密不可分，也包括在當中生和死密不可分。我曾經認為，把人生奉獻給大腦與意識的交集領域，不但讓我有機會濟世救人，還能提升我個人的生命。這樣一來，就能遠離物質主義的空虛與無意義，擺脫自高又自大的狹窄心胸，直接跳入事情的核心，進入生與死的決斷與奮鬥。在這過程中，我一定可以找到高遠的生命意義。

然而在住院醫師訓練中，另有東西逐漸現身。面對如此多的腦部創傷病人，我大受衝擊，並開始懷疑，我太靠近這些炙熱的現場，以至於我看不見疾病的本質；就像為了印證天文學而直視太陽。在病人的人生關鍵時刻中，我並沒有跟他們同行，我只不過是剛好出現在現場。我看著很多人受苦，更糟的是，我變得對痛苦視若無睹。我們被鮮血淹沒，卻開始適應，學會在血海中漂浮、游泳，繼續享受生活。我們和護理師、醫師以及其他緊抓著救生筏的人關係密切，同浮同沉。

我的住院醫師夥伴傑夫，跟我一起輪值創傷醫療。我們總是默契極佳，若患者有頭部外傷，他就會呼叫我到創傷急救間一同救助。他負責診察腹部，然後問我關於病人認知功能的預後。「嗯，他仍然可以當個參議員，」有一次我答道：「不過，只能做個小州的參議員。」傑夫大笑。從那一刻起，州的大小成為我們判斷頭部外傷的測量計。「他是懷俄明州還是加州？」傑夫會問，設法判定治療計畫的強度。要不然換我發表看法：「傑夫，我知道他的血壓不穩，可是我得送他去開刀，否則他就會從華盛頓州變成愛達荷州，你能不能把他穩下來？」

我的午餐組合總是健怡可樂搭配冰淇淋三明治。有天在餐廳，我的呼叫器響起，院方通知重傷病人即將入院，於是我抓起午餐跑向創傷急救間，把冰淇淋三明治塞到電腦後面，此時救護人員抵達，推著活動床，覆述病人資料：「二十二歲男性，騎機車發生車禍，時速六十五公里，腦髓隨時可能從鼻子流出……」

我立即開始工作，要求護理人員準備插管器材，並判斷病人的各種生命功能。插管完成後，我檢查傷勢。患者瞳孔放大、臉部青腫，接觸路面的部位有擦傷。我們替他輸入最大劑量的甘露醇，減輕腦部水腫，同時趕緊送去做頭部掃描，結果發現他腦殼碎裂，多處嚴重出血。我心中已在盤算，準備做頭皮切口，在頭骨鑽洞，並引流血液。他的血壓突然下降。我們趕緊推他回到創傷急救間，就在創傷急救團隊到齊的那一刻，他的心肺功能驟停。旋風般的行動環繞著他展開：導管送入他的兩條股動脈，管線深入他的胸部，藥劑推入他的靜脈點滴，有人不斷出拳打他的心臟，幫助推送血液。三十分鐘後，我們決定讓他步入死亡。像他那樣的頭部外傷，我們小聲地一致同意，死勝於活。

我溜出創傷急救間，家屬被帶入見病人最後一面。然後，我想起我的健怡可樂、冰淇淋三明治……以及急救間令人汗流浹背的熱度。在另一位急診室住院醫師的掩護下，我溜回去，像鬼魂一般，在我挽救不了的人子面前，挽救了我的冰淇淋三明治。

在冰箱冷凍三十分鐘後，冰淇淋三明治起死回生。「挺好吃的」，我一邊想，一邊舔掉牙齒上的巧克力碎片，而此時家屬正向病人做最後的道別。我不知道，在我短暫的醫師生涯裡，我道德的下滑次數是否高於提升次數。

幾天以後，我聽說醫學院同學羅莉被車撞了，一位神經外科醫師動手術試圖救回她。她心肺功能驟停，以心肺復甦急救後，於第二天去世。我不想知道更多細節。對我來說，「被車子撞死」再也不是單純的描述句了。如今這幾個字會打開潘朵拉的盒子，裡面湧出種種景象：滾動的病床、創傷急救間地板的鮮血、插入喉嚨的管子還有重擊胸腔的拳頭。我看見手，我自己的雙手，正在為羅莉剃頭髮，再用手術刀切開她的頭。我聽見鑽子的尖鳴，聞到燒焦的骨頭，骨末飛揚，我聽見自己起出她一塊顱骨時「噗」的一聲。她的頭髮被剃光一半，腦袋變形，一點都不像她本來的樣子。對朋友和家人來說，她成了陌生人。或許管子從胸口伸出，一條腿正被牽引……

我沒問細節。我腦海中已經有太多細節。

在那一刻，所有之前我該有而未有的同理心如山洪般向我衝過來。我老是不顧病人的擔憂，逼他們出院，在手上工作非常迫切時，忽視病人的痛楚。我看到了他們的所受的苦，默默記錄下來，然後簡潔地包裝成種種診斷名稱，卻未能體察其重要性。這些回憶全部衝上來，還帶著仇恨與怒氣，怎麼也擋不住。

我怕自己正在變成托爾斯泰筆下的樣板醫師，只顧著做表面功夫，只會對病人施以例行治療，卻完全忽略了更遠大的價值，也就是人的重要性。托爾斯泰寫道：「醫師們分別來看她，給予忠告時參雜著法語、德語和拉丁語。他們互相指責，接著開出各式各樣的藥方，足以治療他們已知的一切病症，然而他們沒有一人想到，自己也許不清楚娜塔莎究竟患了什麼病。」

有位母親來看我，她剛確診腦瘤，思緒混亂又害怕，未來的不確定性令她不安。我很疲憊，所以沒辦法好好跟人互動。我匆匆答完她的問題，向她保證手術會成功，同時也安慰自己，真的是沒時間，所以無法好好跟她對話。可是，為什麼我不撥出一點時間？有個愛爭辯的退役軍人來看診，幾個星期來都拒絕聽從醫師、護理師和復健師的建議和勸告；結果他的背部傷口破裂，正如我們提出的警告。我被呼叫到手術室後，看到他痛得求爺爺告奶奶，我一邊縫合裂開的傷口，告訴自己他是罪有應得。

沒有人是罪有應得。

同為醫師作家的威廉斯（William Carlos Williams）和塞爾澤（Richard

Selzer）都坦承，他們做過很糟糕的事。即便如此，我也無法感到安心，我發誓要做得更好。鎮日被悲劇和失敗環繞，我怕自己開始淡忘一種至深至重的人際關係。我指的不是病人和家人的關係，而是醫師和病人的關係。卓越的醫術還不夠。人終究難免一死，作為住院醫師，我最高的理想不是拯救生命，而是引導病人、家屬去理解死亡與疾病。

病人一住院，頭部大量出血危及生命，這時，神經外科醫師將與家屬首次交談。這段談話內容會不斷影響家屬對這個死亡事件的記憶。有時家屬聽了，認為患者的時候到了，便能平心靜氣地放手。但有些家屬談完後，認為醫師完全不聽他們的話，也不想辦法去救患者，所以一輩子都覺得很懊惱。用不上手術刀的時候，言語是外科醫師的唯一工具。

醫師往往看不見問題的全貌，家屬也是。重度腦損傷所帶來的痛苦，不只讓病人受折磨，家人也承受了更巨大的磨難。家屬圍繞著摯愛的家人，看著他剃光的腦袋，裡頭裝著一團糟的大腦。他們看不清當前的情況，只能看到過去，望著以前累積下的一幕幕回憶，內心再次湧出對患者的愛。眼前患者的身體，正代表著愛與回憶。

但我只看到未來最有可能出現的畫面：呼吸器連在頸子上的開口，濃濃的液體透過肚子上的小孔滴入。這個歷程既痛苦又漫長，卻只能產生些微的復原效果，況且更可能發生的情況是，記憶中的親人永遠不再回來。在這種時刻，我不再是死亡的仇敵（儘管我最常肩負這個角色），而是死亡的大使。我必須幫助家屬理解，他們認識的那個親人，那個完整、活生生而獨立的人，現在只活在過去。我需要他們提供資訊，才能知道病人想要什麼樣的未來：是單純地走向死亡，還是吊在一袋袋或進或出的流體間，即使無力掙扎，仍然支撐著活下去。

要是我年輕時接觸更多宗教信仰，也許我會去當牧師，因為我所扮演的角色就是教人面對生死議題。

於是我調整做法，把重點放在「手術同意書」。照慣例，病人在紙上簽名，同意進行手術，彷彿只是為了配合法律規定。就像電視上基金廣告的警語，旁白快速念過所有的風險。不過我現在把同意書當成一份鋼鐵盟約，我和骨肉同胞約定要互相扶持，我們在同一條船上，我承諾會盡自己所能，把患者安全帶到岸上。

住院訓練到了這個階段，我變得更有效率，更有經驗，也終於可以喘口氣，不再拚了老命只求把事情做完。現在我開始承擔病人病況的全副責任。

我想起父親。露西和我還是醫學生的時候，一起在他金曼的醫院跟診，觀察他如何安慰病人，讓對方放鬆心情。他探視一位剛動完心臟手術的女士，問道：「妳餓不餓？妳想吃什麼我拿給妳？」

「什麼都好，」她說：「我餓扁了。」

「嗯，龍蝦跟牛排怎麼樣？」他拿起電話，打給護理站：「我的病人需要龍蝦和牛排，馬上就要！」接著他回頭看病人，露出微笑說：「馬上就送來，不過，它們看起來會有點像火雞肉三明治。」

他輕鬆建立起人際連繫，給病人信任感，這些過程在在啟發了我。

有位三十五歲的女性坐在加護病房的床上，臉上布滿恐懼。她原本在替妹妹的生日採購禮物，突然癲癇發作才送來醫院。掃描顯示，有個良性腦瘤壓著她的右額葉。就技術上而言，這種腫瘤開刀的風險最低，長在最好清除的地方，只要接受手術，她的癲癇幾乎可以根治，否則要終生服用帶有毒性的抗癲癇藥物。

可是，我看得出來，大腦開刀這件事嚇壞她了，所以她無法多做考慮。置身於陌生的房間，她感到非常孤單。原本人還在熟悉而又熱鬧的購物中心，現在突然被送到加護病房，裡面只有刺鼻的消毒水味，以及不斷嗶嗶作響的警告鳴聲。如果我用事不關己的態度，列舉所有風險和可能意外，她可能會拒絕開刀。我當然可以這麼做，並在病歷中記下她的拒絕聲明，便認為任務已了，繼續做下一件事。但我沒有。在徵求她的同意後，我先請家屬進來，一起平靜地討論可能選項。談話時，我看得出她態度輕鬆了些。她本來以為要面對艱困又巨大的難題，但逐漸理解後，她就知道那只是一般的重大決定。我移步去屬於她的存在空間裡見她，而不當她是個待解決的問題。後來她選擇開刀，手術也很順利，兩天後就出院了，癲癇也不再發作。

不管是哪種重大疾病，都會改變病人的生活，也會影響家人的作息。不過，腦部病變更令人感到陌生、神秘而難解。若家中有孩子過世，父母原本的規律生活與人生自然就會中斷。不過若這個孩子是腦死，身體還很溫暖，心臟還在跳動，那父母又要怎麼面對當前的情況？

在英文中，災難（Disaster）的字根意義是一顆星星分崩碎裂。病人聽到神經外科醫師的診斷後，流露出驚慌失措的眼神，正如這個字根所呈現的意象。重病的消息如此震驚心神，有時大腦甚至會經歷一次短路。這個現象被稱為心因性疾病，因此有些人聽到壞消息後會出現暈倒的嚴重反應。

當年我母親獨自在外地念大學時，得知外公在長期住院後去世，心因性的癲癇便突然發作。（外公全力支持讓母親接受教育，這在一九六〇年代的印度鄉下是很了不起的事。）她的症狀一直持續到她回家參加葬禮為止。我有個病人被診斷出腦癌的當下，也突然陷入昏迷。我做了一連串檢驗和掃描，想透過腦電圖找出原因，但一無所獲。於是我想到最關鍵的檢查方式，它非常簡單：我抬起病人的手臂，高過他的臉，然後放開。只要他是出於心因性昏迷，就還會保留一點點的意志力，避免手打到自己。治療方式是不斷說心安的話，打動他、喚他醒來。

腦癌有兩類，原發性的癌在腦部出生、長大，而轉移性的腦癌則從身體他處轉移而來，多半來自肺部。外科手術不能治癒腦癌，但是可以延長生命。對大多數人而言，腦中有癌，意味一年到兩年之內會死亡。

李太太接近六十歲，有對淡綠色的眼球，兩天前從一百多公里外住家附近的醫院轉送來此，成為我的病人。她的丈夫站在床邊，格子襯衫收束在筆挺的牛仔褲裡，不安地碰觸手上的結婚戒指。我向他們自我介紹，然後坐下來，李太太告訴我事發經過。過去幾天她一直覺得右手發麻，然後開始無法使用右手，最後襯衫鈕扣也扣不上。她去了當地醫院的急診室，醫師擔心是中風，於是照了ＭＲＩ，然後把她送來這裡。

「他們有沒有告訴你ＭＲＩ顯示了什麼？」我問。

「沒有。」燙手山芋被傳給下一個人。遇到最難啟口的消息，大家都會踢來踢去。我們經常會跟癌症醫師僵持不下，爭論應該由誰來開口告訴病人壞消息。我自己也推辭過好幾遍。嗯，我決定，爭論就到此為止吧。

「好的，」我說：「我們有很多事情要談。如果你不介意，能不能請你告訴我，你認為自己出了什麼問題？傾聽對我很有幫助，這樣我才能確定，自己有理解你所有的疑惑。」

「嗯，我以為自己中風了，可是，我猜想……不是中風？」

「對。你沒有中風。」我停了一下。她的生命即將跨越一道巨大的鴻溝；她上星期的生命是一回事，但接下來的人生會發生劇變。她和丈夫似乎還沒準備好聽到「腦癌」這個答案，但又有誰能做好準備呢？因此，我說得有點保留。

「MRI顯示，你的大腦裡有一個腫塊，造成你的症狀。」

對方一片沉默。

「你想看看MRI嗎？」

「想看。」

我用病床邊的電腦叫出影像，指出她鼻子、眼睛和耳朵的位置，作為她的參考座標。然後，我放大腫瘤影像：一塊白色環形突起，包圍著一顆黑色幽暗的核心。

「那是什麼？」

「任何東西都有可能，也許是細菌感染，做了手術我們才知道是什麼。」假如我繼續這樣迴避問題，就會放任憂慮因子在他們腦中漂浮，讓他們無所適從。

「要做了手術之後才能確定，」我開始說：「不過，看起來很像一個腦瘤。」

「是癌症嗎？」

「我還是得說，要取出來交給病理學家化驗之後才能確定。不過，如果要我猜，我想是的。」

根據掃描結果，我毫不懷疑它是神經膠母細胞瘤，一種惡性腦癌，最糟糕的一種。不過，我緩緩地告知，根據李太太和她丈夫的反應來決定接下來該怎麼說。

指出腦癌的可能性之後，我猜想其他事項他們應該也沒聽進去。想要倒出一桶子的壞消息，最好一次舀一瓢。只有少數病人會要求立即明白一切，多數人則需要時間消化。跟急性創傷的情況不同，他們沒有問到預後，畢竟在那種情況下，你只有大約十分鐘解釋，接著就要做重大決定；這時我可以讓塵埃慢慢落地。

我仔細談論未來兩天可以預期發生的事，包括後續的手術情況。我們會只剃一小片頭髮，保持頭部外觀的完整。她的手臂一開始會覺得無力，但是接下來力氣會恢復。一切順利的話，她在三天內就能出院。不過，這些只是治療馬拉松的第一步，所以休息很重要。我不期待他們記得我說的每一件事，反正還有機會再討論一遍。

手術後，我們又談了一次，這回討論的是化療、放療和預後。這時候，我已經學到兩個基本原則。

第一，詳細的統計數據是給研究機構的，不適合醫院病房。透過卡普蘭—梅爾（Kaplan-Meier）統計曲線，醫療人員可以分析，經過一段時間追蹤後，尚有多少患者可以存活。這是我們判斷病況進展的尺度，藉以理解疾病的兇惡程度。就神經膠母細胞瘤而言，若該曲線急降，兩年後只有約百分之五的病人可存活。

第二，傳達正確訊息很重要，但是一定要保留一些希望的空間。我不會說「存活的中位數是十一個月」，或者「你在兩年內死亡的機率是百分之九十五」。我會說：「大多數病人會活好幾個月，甚至到兩年。」對我來說，這是比較誠實的敘述。畢竟你無法告訴病人，她的實際病況位於曲線上的哪一點，會在六個月後還是六十個月後死亡？我逐漸相信，用精準的數字來描述病情，是不負責任的做法。我不禁要問，那些偽權威醫師有什麼資格那樣講？還有，他們的統計學是誰教的？

病人聽到消息時，大多數保持沉默。病人（Patient）的早期字義就是「吃苦而不抱怨的人」。不管是出於尊嚴或震驚，靜默通常凌駕一切。因此，握住病人的手成為溝通方式。有些人立即備戰（通常是配偶，而非病人）：「醫師，我們會努力戰鬥，把它擊敗。」各式各樣的武器都有：祈禱、金錢、草藥或幹細胞。對我來說，這種備戰的態度總是脆弱而不實際，但為了阻擋絕望大軍，樂觀似乎是唯一的選項。無論如何，面臨手術之際，備戰的心態頗為合適。在手術室裡，看到暗灰色、腐壞的腫瘤在侵略粉桃色的大腦腦迴，真的會讓我怒火高張。「抓到你了，該死的東西。」我咕噥道。

去除腫瘤令人滿意，儘管我知道，顯微鏡下才看得到的癌細胞，早已擴散到看來健康的大腦四處。無可避免地，癌腫一定會再出現，但以後再說。（一次舀一瓢壞消息。）想要完全信任人類的理性，不能只是在教堂高處宣講無比崇高的真理，而是走向病人。就像我們在教堂的門廊或座位上看到信徒，帶著他們繼續往前走。

然而，你對人類理性保持開放態度，也是有代價的。

第三年的一個傍晚，我碰上在一般外科受訓的朋友傑夫，這個專科一樣張力大、要求高。我們都注意到對方鬥志盡失。他讓我先說。於是我提到，有個孩子因為鞋子的顏色惹禍上身，被人開槍頭部中彈而亡。我差一點就可以救活他。最近好幾個病人都罹患無法開刀、致死性的腦瘤，因此我把希望全都寄託在這個孩子身上，而他沒有成功闖過這鬼門關。傑夫停了一下，我等著他的故事。結果不然，他笑了，對我的手臂打了一拳，然後說：「嗯，我學到一件事。

只要我對自己的工作感到沮喪，就找一個神經外科醫師聊聊，心情就會好很多了。」

當天晚上，我對一個母親輕聲解釋，她的新生兒出生就沒有大腦，不久就會死去。在開車回家的路上，我扭開收音機，公共廣播電台正在報導加州旱災尚未解除。突然，淚水滾落我的臉頰。

在這些時刻跟病人在一起，當然要付出情感的代價，雖然也有報償。我從來沒有在任何一天或一時半刻質問自己，幹嘛從事這個工作，也不曾懷疑這工作的價值。接受召喚去保護病人的生命，不只是為了他的存活，也是要保存他的自我認同（稱之為「靈魂」也不算太過分），其神聖性不言而喻。

我明白，在給病人大腦開刀之前，必須先了解他的心智，包括他的認同、價值和生命意義。因此我才能合理判斷，腦部被破壞到什麼程度，就得決定放手讓他離去。我全力追求成功，卻付出很高的代價，無法避免的失敗帶來難以承受的罪惡感。在如此的重擔下，行醫變成神聖任務，讓所有人難以企及。因為要背起另一個人的十字架，有時就會被重量壓垮。

住院醫師之路走到一半時，我空出一段時間去參加額外培訓。神經外科人員的求勝心在醫界絕無僅有，每件事都要做到最好，而且在本科保持領先還不夠。為了推動這個領域繼續前進，神經外科醫師必須有所突破，在其他領域也要達到第一。有些人就做得很明顯，神經外科醫師兼記者古塔（Sanjay Gupta）就是一例。但不過大部分醫師都將重心放在相關領域。身兼神經外科醫師與神經科學家就是最受人敬重的組合，而且過程最艱辛。

第四年，我開始在史丹佛一間實驗室工作，專注於基礎運動神經科學以及神經義肢科技的研究。這個單位最終的目標，是讓癱瘓者以心智控制電腦游標或機器手臂。實驗室主持人是電機工程與神經生物學教授，也是印度裔的第二代，每個人都叫他阿維。他大我七歲，可是我們處得很好，像兄弟一樣。他的實驗室專攻讀取大腦信號，技術領先世界群雄。我則在阿維的指導下下水初航，展開一個反其道而行的計畫，也就是在大腦裡寫進信號。畢竟，若你的機器手臂無法感知到自己正在用多少力氣抓酒杯，一定會打破不少杯子。

然而，在大腦裡寫進信號（稱為「神經調控」）所產生的成效遠大於此。若能夠控制神經脈衝，那麼目前無法治療或難以理解的神經與精神疾病，就有治療的契機，包括憂鬱症、杭亭頓舞蹈症、精神分裂、妥瑞症和強迫症等等。我把手術暫放在一旁，開始一連串「世界首創」的實驗，學習運用基因療法的新科技。

在那兒待了一年以後，我和阿維每週有一次會談。我深愛這個聊天的時光。他跟我認識的其他科學家不一樣，講話音調柔和，他很重視人的價值，也對治療技術有使命感。他經常向我坦承，很希望自己當初走的是外科醫師之路。我也逐漸認識到，科學跟任何其他行業一樣，都充滿了政治、競爭、野心，有許多抄捷徑的誘人陷阱。

阿維總是選擇忠於自我的道路，即使功勞沒人看見。這種特質很令人信賴。大多數科學家總是處心積慮，想在最受推崇的期刊上發表論文，爭取自己的名聲。阿維卻堅持，我們唯一的義務就是追求絕對的科學真理，毫不保留地說實話。我從來沒見到像他那樣如此成功、心懷善念又堅定不移的人。

阿維是現實生活裡的人格典範。

我在他對面坐下來，他臉上沒有微笑，反而流露著痛苦。他嘆口氣說：「此時此刻我需要你轉換成醫師的身分。」

「好的。」

「他們告訴我，我得了胰臟癌。」

「了解，請你從頭講起。」

他一件件攤開來說。最近他體重減輕、消化不良，於是做了預防性的斷層掃描（在這個階段絕非標準程序），結果顯示胰臟長了東西。我們討論未來的方向，不久他要接受人人談虎色變的惠普式手術。我告訴他：「你會覺得被一輛卡車撞上。」此外，我也提及有哪些優秀的外科醫師，並且說明疾病對妻子兒女的衝擊。我當然也擔心，實驗室要如何在他長期缺席下運作。胰臟癌的預後極差，我們當然無法確定，阿維之後會變得如何。

他停下來。「保羅，」他說：「你覺得我的生命有意義嗎？我做的選擇對嗎？」太令人驚愕了，就連被我視為道德模範的人，碰上生死關頭也會有這些疑問。

阿維的手術、化療和放療過程都很辛苦，但是成功了。一年後他回來工作，正好我要回醫院，繼續我的醫師職責。他的頭髮稀疏發白，眼睛裡的光芒黯淡了。在我們最後一次的每週會談上，他回過身對我說：「你知道，直到今天，我才覺得一切辛苦都很值得。我的意思是，我會為了孩子熬過任何事情，但直到今天，我才發現那一切苦難都有意義。」

醫師讓病人走過地獄，自己卻幾乎不知道。

接著第六年，我回到醫院擔任全職工作，至於在阿維實驗室所開啟的研究，現在只能留待假日或空閒時間再繼續，不過沒什麼成果。大多數人，甚至最親近的同事，都不太理解神經外科住院醫師的時間黑洞。我最喜歡的一位護理師有天晚上撐到十點，在幫忙我們開完一床複雜而漫長的刀後對我說：「感謝上帝，我明天休假。你呢，也放假？」

「噢，我沒假。」

「可是，至少你可以晚來一點，對不對？通常你幾點到？」

「早上六點。」

「不會吧。真的？」

「沒錯。」

「每一天？」

「每一天。」

「週末也是？」

「別問了。」

住院醫師有句格言：一天很長，一年卻很短。神經外科住院醫師的一天，通常早上六點開始，持續到手術結束，至於忙到幾點，端看你在手術室的動作有多快。

外科住院醫師的技術高下，以技巧跟速度為評判標準。你不能太粗率，也不能太慢。從第一例傷口縫合開始，如果你為了精準而花太多時間，消毒刷手的技術員就會宣布：「看來我們來了個整型外科醫師！」要不然就是：「我了解你的策略了。等到你縫好傷口上半部，下半部便已經自行癒合！只要做一半的工作，很聰明！」總住院醫師會告誡新進住院醫師：「先練速度，以後還有大把時間把技術磨好。」手術室裡，每個人都盯著時鐘。既是為病人好，也是為所有人好。我們得清楚病人麻醉了多久，手術時間過長，神經會受損、肌肉會分解甚至腎臟會失去功能。而且，所有人都想知道今晚何時可以離開醫院。

有兩種策略可以縮短時間，用龜兔賽跑說明最容易。一種人像兔子一樣，雙手快速移動彷彿紡錘，工具乒乒乓乓響，不時掉落滿地。一下刀，皮膚像簾子一樣拉開，骨頭鑽洞的塵屑還沒落盡，片狀的顱骨已經拿出放在盤子上。因此，下刀落點並非最佳，切口也許需要擴大一公分。烏龜則相反，按部就班地進行，從來不做任何多餘的動作，量兩次、割一次。任何步驟都毋需重來，精確而有次序地進行手術。假使兔子犯了太多小錯，必須不斷調整，那麼烏龜會贏。假使烏龜花了太多時間計畫每一道步驟，那麼兔子會贏。

在手術室裡，時間是件怪東西，不管你是分秒必爭地趕工，還是安穩地一步一步來，你完全感覺不到時間的逝去。就像德國哲學家海德格所主張的，人會感到無聊，是覺察到時間的消逝。開刀正好相反，因為全神貫注，鐘面指針上的位置就不再有具體的意義。兩小時感覺起來如一分鐘。最後一針一縫好，傷口包紮完畢，正常時間突然重新啟動，彷彿聽見咻的一聲，然後你開始自問：「病人還要多久才醒？下一個病人還要多久才會被推進來？今晚我什麼時候才能回家？」

要到最後一個病例結束，我才感到一天過了這麼久，還有我拖不動的腳。離開醫院前，還有最後幾件行政工作得處理，它們沉重得像鐵砧一樣。

「能不能明天再弄？」

「不行。」

唉，地球繼續繞著太陽轉。

作為總住院醫師，幾乎所有責任都落在我的肩上，成功（或失敗）的機會比任何人都多。失敗的痛苦令我明白，追求卓越的技術是一種道德責任。心懷善念還不夠，畢竟手術成敗有一大部分有賴於我的技巧，結局是喜或悲，就差在一兩公釐之間。

有一天，馬修再度住院，這個患有腦瘤的小男孩幾年前住院時人見人愛。不過，在開刀移除腫瘤時，他的下視丘不幸略有損傷，可愛的八歲男孩現在成了十二歲的小霸王。他吃東西停不下來，發脾氣時訴諸暴力。他母親的雙臂到處是紫色的抓傷。馬修成了一個小惡魔，最後被送入療養院，這一切起因於一公釐的損傷。執行每一個手術前，外科醫師會和家屬一起確認，手術的好處高於風險。但這個病例令人心碎。沒有人敢去猜想，體重一百三十六公斤的馬修，到二十歲時會是什麼樣子。

另一天，我在病人頭部深深插入九公分長的電極，治療帕金森症的震顫症狀。我的目標是視丘下核，那是一個微小的杏仁狀組織，在大腦深處。視丘下核各區有不同的輔助功能：動作、認知、情緒。手術室裡，我們通上電流，評估震顫情形。我們的眼睛全都注視著病人的左手，大家一致同意震顫有減輕。

然後，病人迷惑的聲音在我們表示同意的咕噥中浮起：「我覺得……無比悲傷。」

「切斷電流！」我說。

「噢，現在那種感覺不見了。」病人說。

「重新檢查電流和電阻，好了嗎？好。通電……」

「不行，一切都讓人覺得……好悲傷。全都暗暗的，而且……悲傷。」

「拿出電極！」

我們抽出電極，重新插入，這次向右靠兩公釐。震顫消失，病人感覺也很好。感謝老天。

有一天很晚了，我跟一位神經外科主治醫師為病人開刀，做的是枕骨下顱骨切除術，因為病人有腦幹畸形。這是最細緻的外科手術，也是挑戰最高的手術部位，光是要抵達該處就很不簡單，就算是老手也一樣。那天晚上，工具彷彿是我手指的延伸，我一氣呵成找到它。皮膚、肌肉、骨骼似乎自動解開拉鏈，讓我看到黃色油亮的塊狀物，一團深入腦幹的異物。

突然，主治醫師要我停下。

「保羅，如果你就在這裡切多兩公釐，會發生什麼事情？」他指著那裡。

我的腦子裡閃過一串神經解剖幻燈片。

「視覺雙重影像？」

「不是，」他說：「閉鎖症候群。」多兩公釐，病人就會完全癱瘓，只剩下眨眼的能力。他沒有從顯微鏡上抬起頭來。「我知道，是因為我第三次做這個手術的時候，發生了這件事。」

要執行神經外科手術，醫師就得努力達到卓越的境界，才不會破壞患者的自我認同。決定開刀前，要確實評估自己的能力，並深入了解病人的身分以及價值觀。科學家都同意，某些大腦部位幾乎不可侵犯，像是主要運動皮質區，那裡的損傷會導致相應身體部位的癱瘓。最神聖的皮質區用來控制語言，通常位於左側，名為威尼克區（Wernicke's area）和布洛卡區（Broca's area）；前者理解語言，後者產生語言。布洛卡區受損，患者就無法說話和寫字，但還有能力了解語言。威尼克區受損，則無法理解語言，儘管病人仍然可以說話，然而他說的是互不連貫的字詞、句子和意象，有語法卻沒有語義。如果兩區都受損，病人就會陷入孤立，失去了他的人性裡最核心的東西。人頭部受到外傷或中風，這些區域就會受到破壞，外科醫師在此不得不停下自己救人的本分，心想：「缺少語言能力，存在的會是什麼樣的生命？」

在醫學院時期，我遇到第一個有這種問題的病人，是六十二歲患有腦瘤的男性。晨間查房時，我們步入他的病房，住院醫師問他：「邁克斯先生，今天你感覺怎麼樣？」

「四、六、一、八、十九！」他回答，滿親切地。

腫瘤阻斷了他說話功能的電路系統，因此他只能報出一串數字，可是他保有正常的抑揚頓挫，仍然可以表達情緒：微笑、哭喪著臉、嘆氣。他又念了一串數字，這回腔調急促。他想告訴我們什麼事，可是數字只能透露他的恐懼和憤怒。我們的團隊準備離開病房；不知為什麼，我留在後面。

「十四、一、二、八，」他求我，握著我的手：「十四、一、二、八。」

「很抱歉。」

「十四、一、二、八。」他說，表情充滿悲哀，直視我的眼睛。

然後，我走了，追上我的團隊。幾個月以後病人去世，他給世人的訊息不管是什麼，都隨他入土。

若腫瘤或畸形組織碰觸到這些語言區域，外科醫師就會格外謹慎，要求做各式各樣的掃描，以及詳細的神經心理檢查。最關鍵的是，手術要在病人清醒而且能說話的情況下進行。大腦裸露出來後，腫瘤尚未摘除，醫師會拿出像原子筆頭一樣的電極，送出電流刺激小部分的皮質區域，同時請病人表現各種口語功能，包括為物件命名、背誦字母表等等。當電極在皮質關鍵點發送電流時，病人就無法繼續說話，字母表背得斷斷續續。於是醫師就可以畫出腫瘤的位置，以決定什麼部分能安全地割除。病人全程保持清醒，忙著完成各種口語作業或是跟醫護人員聊天。

有天晚上，我正在準備為這些病例之一開刀。我重看病人的ＭＲＩ，注意到腫瘤整個蓋住語言區域；這不是好現象。重讀紀錄時，我發現醫院腫瘤委員會（包含外科醫師、癌症醫師、放射科醫師和病理科醫師）的結論，他們認為這個病例開刀的危險性太高。然而他的外科醫師怎麼會選擇開刀？我覺得有點氣憤，因為有時我們的工作是開口拒絕。病人被推入房間。他雙眼緊盯著我，然後指著自己的腦袋說：「我他媽的要這玩意兒從我腦子裡滾開。你們聽到了嗎？」

主治醫師步入，看到我臉上的表情。「我知道，」他說：「我花了兩小時想說服他別開刀。算了。可以動手了嗎？」

跟平常的字母覆誦或數數的練習不同，手術從頭到尾，伴隨著源源不斷的髒話和訓斥。

「那個狗屁玩意兒從我的頭裡拿出來了嗎？你怎麼慢下來了？快點！我要它出來。我可以在這兒待他媽的一整天，我不在乎，把它拿出來就是了！」

我慢慢移除巨大的腫瘤，並且留意患者有沒有一絲絲語言表達上的困難。

病人的獨白一直沒停，而腫瘤現在躺在培養皿上，他乾淨的大腦亮閃閃的。

「你為什麼停下？你真個王八蛋！我說過了，我要那個狗屁東西滾蛋！」

「已經好了，」我說：「拿出來了。」

他怎麼還在說話？按照腫瘤的尺寸和位置，他不太可能還會說話。理論上，褻瀆的語言跟其他語言走的電路系統稍有不同。不知怎麼地，腫瘤使他的大腦重新配置線路……

不過，頭顱不會自行闔起。明天還有時間去思索猜測。

我已經抵達住院訓練的巔峰。核心手術我已經學到了家，個人研究已經榮獲最高獎項，工作機會在全國各地一個個出現。史丹佛釋出一個職缺，它完全符合我的興趣。他們要找神經外科醫師兼神經科學家，工作重心為神經調控科技。一個新進住院醫師走來對我說：「我剛聽老闆們說，如果他們雇用你，你就會是我的導師！」

「噓，」我說：「別說出來，會見光死。」

我感覺到，生物、道德、生命和死亡等各個議題的獨立線頭終於開始交織，構成互相協調的世界觀（但還不是完美的道德系統），我也找到自己在其中的定位。神經外科醫師所在的專科領域有無限多種面向，但患者卻陷入人生關卡，生命和身分受到威脅。我們的責任包括去了解，患者何以認為生命值得活下去，並在可能情況下去擬定策略，挽救他珍愛的人生，否則就放手接受死亡帶來的平靜。要行使這種權力，前提要具備深切的責任感，願意承擔罪惡感與外界的控訴。

我在聖地牙哥開會時，手機響起。住院醫師同事維多利亞打來的。

「保羅……」

感覺有事不對勁，我的胃緊了起來。

「什麼事？」我說。

那頭一片沉默。

「到底怎麼了？」

「是傑夫。他自殺了。」

「怎麼會這樣？」

傑夫在中西部快完成外科專科訓練，我們兩人都忙得要命……我們失去了連繫。我試圖回想我倆上次的談話，可是我想不起來。

「嗯，開刀過程中，病人顯然出現嚴重的併發症，結果死了。然後昨天晚上，傑夫爬上一棟建築的屋頂，跳下來。我其他什麼都不知道。」

我想要發問，希望理解更多事情，但問不出來。我只能想像覆天蓋地的罪惡感，有如海嘯襲來，將他從建築物上舉起然後放開。

雖然為時已晚，但我多麼希望，那天晚上我可以跟他一起步出醫院大門。我多麼希望，我們可以像以前那樣互相安慰。我多麼希望，我可以告訴傑夫，如今我對生命以及我倆選擇的人生道路，已經有更深的體悟。我想聽到他機智又充滿智慧的建議。

每個人終有一死。我們會死，病人也會。只要是會活動、會呼吸、有代謝作用的生物，都要面對這命運。大多數生命都是用被動態度面對死亡，即使它會發生在你和周圍的人身上。傑夫和我在多年訓練下，主動跟死亡接觸，跟它近身肉搏，就像雅各跟天使摔角，透過死亡來直視生命的意義。我們扛起艱鉅的人生責任，就像肩起一個沉重不堪的軛。病人的生命與自我認同也許握在我們手中，然而死亡永遠是贏家。就算你完美無缺，世界卻不完美。你要認清，發牌者早已決定誰是輸家，因為你的雙手會出錯、判斷會失誤，不過你仍然繼續奮鬥，設法為了你的病人贏一場。你永遠無法達到完美的境界，但你就像幾何學上的「漸近線」一樣，會不斷貼著那條完美曲線，努力靠近它。

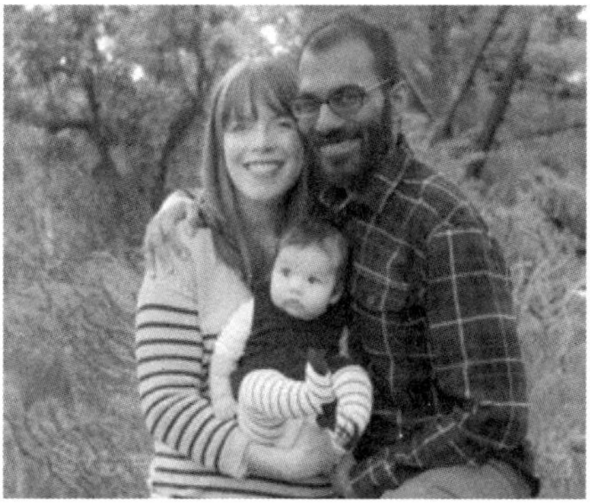

© Suszi Lurie McFadden

第二部

至死方休

未來像梯子一樣，只不過它不再往上通往未來，而是被平放，延伸到看不到盡頭的現在。然而，有個生命的未來發展不能遭到剝奪，那就是我們的女兒凱迪。只有一件事我可以告訴這個嬰兒：「你的生命短暫跟我重疊，其餘的都屬於未來。而我的生命，除非奇蹟出現，都將留在過去。」

要是我會寫書，我會編輯一本紀事錄，涵蓋各類死亡方式，並加上評論：能教死，必能教生。

——〈讀哲學就是學怎麼死〉，法國哲學家蒙田

病床上，我躺在露西身邊，兩人都在哭，斷層掃描影像還在電腦螢幕上發光，我的醫師身分，從此無關緊要。診斷十分明確，癌細胞已經侵入多個器官系統。病房很安靜。露西告訴我她愛我。「我不想死。」我說。我告訴她要再婚，我無法忍受讓她一個人過日子。我還說，我們應該馬上把房屋貸款拿去重新融資。我們開始打電話給家人。維多利亞來到病房，我們討論掃描影像，以及可能採用的治療方式。她接著提到，要做好各種具體的規劃，以準備我回來當住院醫師。我打斷她。

「維多利亞，」我說：「我不會回醫院當醫師了。你不覺得嗎？」

我生命的一章似乎結束了，搞不好整本都在鋪陳這個結局。我曾想扮演牧師般的角色，協助另一個生命轉型，但現在我才發現，自己才是那頭迷失而惶惑的羊。重病不僅改變生命，更是粉碎人生。這不太像天啟，沒有一道刺眼的疾光來啟發「人生重要的道理」，反而比較像是有人丟下燃燒彈，夷平前方的道路。

現在，我得繞道而行。

弟弟基凡來到床邊。「你人生完成這麼多事情，」他說：「你知道的，對不對？」

我嘆氣。他是好意，可是那話好空洞。我這一生一直在累積自己的潛力，如今卻毫無用武之地。我計畫要做的事這麼多，也都快接近實現的邊緣。但如今，我身體不能再行動，我想像中的未來、個人的身分認同一起幻滅，眼前出現的生命困境，正如同我的病人所要面對的。

肺癌的診斷已經證實，我小心翼翼計畫並努力追求到手的未來從此消失。死亡，我工作中最熟悉的客人，現在造訪我本人。我們就在這裡，終於直視彼此，然而它似乎沒有任何我能辨認的特徵。站在交叉路口，幾年來我治療過無數個病人，我本來應該看見並追隨他們的腳步，然而卻只見到一片發亮的白色沙漠，空無一物、難以逼視，就好像一場沙暴泯沒了所有熟悉的痕跡。

太陽正在西下。第二天我就會出院。癌症醫師的約診時間已經訂好，就在這個星期稍晚。不過護理師告訴我，我的癌症醫師當晚離開醫院去接小孩以前，會先來一趟。她的名字是艾瑪．海沃，她想在初次正式看診前先來打聲招呼。我跟艾瑪稍有接觸。我曾經治療過她的幾個病人，可是除了工作上的禮貌寒暄外，我們從來沒有其他交談。我父母和兄弟在病房的不同角落，沒說什麼話，而露西坐在床邊，握著我的手。房門開了，艾瑪步入，她的白袍透露出，她也熬過了漫長的一天，但仍保持清新的笑容。跟在她身後的是研究醫師和住院醫師。艾瑪只比我大幾歲，頭髮黑而長，可是一如所有跟死亡經常接觸的人一樣，髮中夾雜幾綹灰白。她抓過一張椅子。

「嗨，我叫艾瑪，」她說：「很抱歉今天我只能待很短的時間，不過我想先過來自我介紹。」

我們握手。點滴線纏著我的手臂。

「謝謝你過來一趟，」我說：「我知道你要接小孩。這是我的家人。」她點頭向露西、我的兄弟和父母致意。

「很遺憾這事發生在你身上，」她說：「家屬也辛苦了。過兩天，我們有很多時間可以談。我已經先通知檢驗室，先對你的腫瘤樣本做些檢測，這樣就有助於找出治療方向。也許是化療，也許不是，要看檢測結果。」

十八個月前，我曾經因為闌尾炎住院。當時我不像病人，反而被當成同事一樣對待，因此我就是自己的諮詢醫師。我預期現在也是同樣的狀況。「我知道現在不是時候，」我開始說：「不過我會想討論卡普蘭—梅爾存活曲線。」

「不行，」她說：「絕對不行。」

當場兩人沉默了一陣。我心想：「她憑什麼拒絕？」像我這樣的醫師，一定會用這種方式理解預後。我有權知道。

「我們可以以後再談治療方案，」她說：「也可以討論你日後如何回到工作崗位，如果你有意願的話。傳統化療使用的複合藥劑，如克莫（Cisplatin）、愛寧達（Pemetrexed），可能還加上癌思停（Avastin），產生末梢神經病變的比例頗高，所以我們大概會換下克莫，改用剋鉑停（Carboplatin），對你的神經有較好的保護，因為你是外科醫師。」

回到工作崗位？她在說什麼？她昏頭了嗎？還是我對自己的預後完全搞錯

了？沒有確實預估存活率，我們怎麼能談論這些事情？最近幾天大地已在我腳下搖晃、崩裂，此刻又來一次。

「細節可以以後談，」她繼續說：「我知道還有一大堆資訊要消化。最主要的是，我想在星期四約診前先見見你們。今天還有我能幫忙的事嗎？或還有問題需要我解答嗎？除了存活曲線之外。」

「沒有，」我說，腦袋發暈：「很謝謝妳來一趟，真的很感激。」

「這是我的名片，」她說：「上面有看診室的電話。這兩天有任何事情，隨時打給我。」

我的親友很快就在醫界同事圈裡送出訊息，要尋找全國最好的肺癌專科醫師。休士頓和紐約有著名的癌症中心，我應該去那裡治療嗎？至於搬家或暫時遷居等等現實考量，還不急著做決定，以後再想清楚。尋人訊息很快就有著落，意見也差不多一致：艾瑪是最好的醫師，她不但是世界知名的癌症專家，還是國家級癌症諮詢委員會的成員。而且，眾人都知道她慈悲為懷，知道何時該推一把、何時該讓一步。片刻之間，我不禁自問，為什麼這一連串的事件讓我環繞世界一圈：先是電腦的配對軟體，把送我來此進行住院醫師訓練，然後我莫名其妙得了這個病，最後竟然落入最棒的醫師手中接受治療。

這個星期我多半臥床休息，癌症持續惡化，我明顯虛弱不少。我的身體，以及與之緊密連結的身分，發生劇烈變化。下床上廁所不再是不經思考的皮質下運動程式，而是需要努力與策畫的活動。物理治療師給我一張單子，列出的物品有助於我把療養地點轉回家中，包括手杖、特製的馬桶座、休息時用來支撐腿部的乳膠塊。醫師開了一堆新的鎮痛藥。我一跛一跛地走出醫院，還真是回想不起來，六天前我怎麼能在手術室連續待上將近三十六個小時？難道一週之內，我的病就變得這麼嚴重？是的，有一部分是真的。可是，我當初也運用了一些技巧，並且靠外科同僚的協助才捱過那三十六小時。

儘管如此，我還是在承受難熬的痛楚。我所害怕的診斷結果成真。斷層掃描和實驗室檢測透露出我癌症的發展情形，也證實我的身體已經應付不了，將走向死亡。這麼一來，我是否就能卸下了服務眾人的責任？卸下我對病人、神經外科和行善的責任？我想，矛盾之處就在此，就像跑者衝過終點線之後無力倒下，放下照顧病患的責任後，我就失去推力，成了廢人。

病人有奇特症狀時，我會諮詢該領域的專家，花時間閱讀相關資料。我現在的做法也差不多。我開始閱讀化療資訊，認識各種藥劑，了解針對特定突變的現代創新療法。我的問題很多，根本找不到頭緒以及有用的研究。英國詩人波普（Alexander Pope）說：「學習一點是件危險的事；深深汲飲，否則別嚐皮埃里亞之泉（Pierian spring，譯按：希臘神話裡藝術和科學的源頭，繆思女神成長與嬉戲的地方）。」沒有充足的醫學經驗，就無法在這個資訊爆炸的新世界裡找到定位，也無法為自己在卡普蘭—梅爾曲線上找到定點。我等著，以期待的心情，去見醫師。

不過，多半我都在休息。

我坐起，盯著露西和我在醫學院拍的一張相片：我們歡欣地在跳舞。令人悲傷的是，照片中的兩人計畫共度此生，卻絲毫不覺，完全沒有預想到生命的脆弱。殘酷的事情更多：我的朋友羅莉死於交通意外時，已經有未婚夫了。

我的家人忙忙碌碌地進行各種活動，將我的身分從醫師轉變為病人。我們在購物網站開立帳戶，訂購了床護欄，買了一張人體工學床墊以減輕折磨人的背痛。我們的財務計畫現在看來岌岌可危。幾天前我們還盤算，明年我的收入會增為六倍，但接下來需要新的理財工具，才能保障露西的生活。

我父親宣稱，這些調整是暫時向疾病低頭。但一定會有治癒方法，讓我擊敗它。病人家屬做出類似宣言，我已經聽過無數次了。我從以前就不知道要對他們說什麼，現在我也不知道要對父親說什麼。

如果不是這樣，那麼我的生命又會朝那個方向發展？

兩天後，露西和我在診療室跟艾瑪碰面。我父母在候診室裡走來走去。醫療助理替我做了例行檢查。艾瑪和專科護理師的準時令人嘉許，艾瑪拉來一張椅子坐到我面前，面對面、兩眼平視地跟我交談。

「又見面了，」她說：「這位是阿列克絲，我的得力臂膀。」她朝專科護理師做了個手勢，後者坐在電腦前記錄。「我知道有很多事情要討論。不過，先問一下你現在感覺如何？」

「整理來說還可以，」我說：「我當作放長假好好享受一番。妳好嗎？」

「噢，我還行。」她遲疑了一下。病人通常不會問醫師好不好，但艾瑪也是我同事。「這禮拜輪到我負責住院工作，所以你知道會是什麼樣子。」她微笑。露西和我是知道的。門診專科醫師不時要輪值，負責住院部門的工作，在已經擠得滿滿的一天裡外加幾小時的工作。

寒暄一會兒後，我們自然而然地開始討論肺癌研究的現況。她說有兩個途徑可走。傳統方法是化療，針對目標是所有快速分裂的細胞，主要是癌細胞，不過也包括骨髓、毛囊和腸道之類的細胞。艾瑪覆述了數據和選項，彷彿在對醫師上課，不過對卡普蘭—梅爾存活曲線還是一樣避而不談。然而，醫界已發展出新治療方法，可以針對癌症本身特定的分子缺陷。我一直聽說有人在做這種研究，可說是癌症治療的神奇魔法，但我很訝異它已經有長足的發展。有些病人似乎因此又多活了好幾十年。

「你大部分檢驗的結果都送來了，」艾瑪說：「你有一個PI3K突變，不過我們尚未明瞭它的意義。這類病患最常見有『表皮生長因子受體』（簡稱EGFR）突變，但檢查結果還沒出來。我打賭你應該會有。如果正確，你可以吃一種藥，叫做得舒緩（Tarceva），而不需要做化療。那項結果應該明天星期五會送來，不過你病得已經夠重，因此我訂星期一開始化療，以免EGFR檢測是陰性的。」

這種談法馬上讓我覺得對方像自己的手足。這正是我在神經外科的行醫方式，手上總是有A、B、C幾個計畫。

「關於化療藥物，我們主要會從剋鉑停跟克莫當中選擇一種。各種研究結果指出，兩者相比，身體對剋鉑停的耐受性較高。克莫效果較佳，但是毒性高很多，特別是對於神經的毒性。不過這些數據都很舊，也沒有人拿來對比現代的化療療程。你有沒有什麼想法？」

「要不要保護自己的手以繼續開刀，我不那麼在意，」我說：「我可以做很多不同的事情。失去雙手，我可以從事另一行，或者乾脆不工作，找些別的事情來做。」

她停頓了一下，又說：「這麼問你好了，開刀對你重不重要？是不是你想做的事情？」

「嗯，蠻重要的，我幾乎花了這輩子三分之一的時間在準備成為外科醫師。」

「好的，那麼我建議採用剋鉑停。我不認為它會改變存活率，但是它能有效改善你的生活品質。有沒有其他問題？」

她似乎很清楚這是該走的方向，我樂意追隨。也許，我也該有點信心，再度操刀是有可能的。我感覺心情輕鬆了一點。

「我可以開始抽菸了嗎？」我開玩笑。

露西笑出來，艾瑪兩眼打轉。

「當然不行。還有什麼具體的問題？」

「卡普蘭—梅爾曲線……」

「我們不討論那個。」她說。

我不了解她為何如此抗拒。畢竟，我是熟悉這些統計數字的醫師。我可以自己去查……那好，我必須那麼做。

「好吧，」我說：「我想事情都相當清楚了。明天會從妳這兒得知EGFR的結果。如果陽性，就開始服用得舒緩，如果陰性，那麼星期一開始化療。」

「對。另外有件事我希望你知道，我現在是你的醫師了。有任何問題，從一般醫療到不管其他什麼問題，你都先找我們。」

又一次，我深深感到宛如手足般的密切關係。

「謝謝，」我說：「祝你值班工作順利。」

她出了診間，卻在一秒鐘之後探頭進來。「你大可拒絕沒關係，不過有些肺癌基金會的募款人很想見你。你現在還不用回答，考慮考慮，然後告訴阿列克絲你有沒有興趣。別做任何你不想做的事情。」

我們離開時，露西說道：「她太棒了。她很適合你。不過……」她露出笑容：「我覺得她喜歡你。」

「所以？」

「嗯，有一個研究說，當醫師有個人因素摻雜進來時，對病人的預後判斷會比較差。」

「我們的擔憂清單又多了一項，」我笑了一聲：「我想，它落在重要性最低的那個象限。」

我開始了解，跟自己的大限如此近距離地接觸，既改變了一切，也什麼都沒改變。在癌症確診以前，我知道自己有天會死，可是不知道是什麼時候。確診之後，我知道自己有天會死，但還是不知道是什麼時候。不過現在我很明白，這其實不是科學問題。死亡的事實令人不安。然而，沒有別的方式可活。

逐漸地，醫學的迷霧開始散開，至少現在我有足夠的資訊，可以一頭栽入文獻中。數字還很模糊，EGFR突變似乎會增加一年的平均壽命，還有長期存活的潛力。如果沒有，意味著兩年內死亡機率為百分之八十。我的餘生有不同的發展可能，要不斷摸索才能弄清楚。

第二天，露西和我去一家精子銀行，保存生殖細胞，也保留未來其他發展的可能。我們一直在計畫，我住院訓練結束後要生孩子，但是現在……癌症藥物對我的精子有未知的影響。因此，為了保留生孩子的機會，我們必須在治療開始前冷凍精子。一個年輕女子為我們一一解釋不同的付款計畫以及保存機制，並說明當事人要填上哪些法律表格。她的桌上有許多彩色小冊子，介紹許多年輕癌症患者的活動社團，包括表演脫口秀、參加合唱團以及演奏樂器等。那一張張笑臉令我非常嫉妒。我心裡明白，就統計來說，他們罹患的癌症治癒率都很高，也有合理的預期壽命。三十六歲的人只有百分之〇．〇〇一二會得到肺癌。是的，患上癌症的病人都很不幸，不過有的患了重症，有的卻患了絕症，後者是真正倒了大楣。她問我們，如果我倆有一人「不幸過世」，如何指定精子的未來，也就是死後誰合法擁有精子，這時淚水滾落露西的臉頰。

「希望」這個字大約一千年前首次出現在英文裡，這種心態結合了信心和渴求。我的確渴求生命，但也相信死亡將至。因此，當我談到希望時，是否也包含著毫無根據的渴求？

不是的。醫學統計不只列出數據，如平均存活率，還有方法能測量我們對那些數字有多少信心，像是信賴水準、信賴區間和信賴界限。我的意思是，留些空間給統計上不可能但是仍然有機會發生的結局，恰好高於信賴區間值百分之九十五的存活比。這就是希望嗎？我們能不能把曲線劃分為不同的階段，用數字表示病情的狀態，從「一籌莫展」、「悲觀」、「符合現實」、「抱著希望」到「妄想」。數字不只是數字，我們總覺得每一個病人都高於平均值，於是就臣服在「希望」陰影中了。

我突然想到，一旦我成了統計數字，我跟統計的關係就改變了。

住院醫師期間，我跟數不清的病人和家屬坐下來討論灰暗的預後，那是醫師最重要的工作之一。若遇到九十四歲的病人，已患有嚴重的失智症，又發生嚴重的腦內出血，事情就容易得多。可是像我這樣，三十六歲，被診斷為癌症末期，醫師就不知該說些什麼。

醫師不給病人明確的預後，不只是因為他們做不到。當然，要是病人自己的預期跟現實差距太大，譬如說想活到一百三十歲，或者有人以為良性皮膚斑點是死亡的徵兆，那麼醫師有義務將病人的預期拉回合理的機率範疇。病人想要的，不是醫師避談的科學知識，而是貨真價實的生命意義，但那其實得靠自己去追尋。過分深入數據，就像喝海水止渴。面對人生大限的焦慮，在統計機率裡是找不到療癒方法的。

從精子銀行回家後，我接到電話，告知我的確有可治療的EGFR突變。化療取消，感謝老天，我心情舒緩了下來。一顆小小的白色藥丸，成為我的治療方案。我很快開始覺得日益強壯。還有，儘管我不再明白它究竟是什麼，卻感受到它的存在：一絲希望。盤繞我生命的迷霧回捲了一吋，一線藍天向內窺探。

接下來的幾個星期，我的胃口恢復。體重增加一點。我臉上長出嚴重的痤瘡，那是良好反應的附帶現象。露西向來喜愛我光滑的皮膚，現在卻坑坑疤疤，而且由於服用抗凝血劑，所以很容易流血。原本在我自我認同中的各種英俊特質，逐漸被剝除。露西說，她依然喜愛我的膚質（包括痤瘡）。我當然也明白，自我認同來自大腦，生命更是大腦的體現。喜歡健行、露營、跑步、以能抱表達愛意、把笑個不停的姪女高高扔起的那個男子，已成為過去。我只能下定決心，有天我要再變回那個人。

每兩週回診一次。第一次回診時，艾瑪不再問我醫療上的問題，如「皮膚疹子狀況如何」，而是改問我的感覺和想法。有的醫師會用傳統的說法教病人面對癌症，勸病人遠離世俗活動，多跟家人相處，既然陷入泥淖，就先想辦法站穩腳跟。

「很多人一旦確診，就完全停止工作，」她說：「有些人反而花更多時間專注在工作上。兩個方式都好。」

「我給自己規劃了四十年的職業生涯，前二十年是外科醫師兼科學研究者，最後二十年是作家。可是，現在我可能提早進入最後的二十年，就不確定自己應該追尋哪一種生涯。」

「嗯，我也不曉得，」她說：「我只能說，如果你願意的話，可以回去開刀。可是你得想清楚什麼對你最重要。」

「如果我對於自己還剩多少時間有點概念，選擇會容易一點。假使我有兩年，就會寫作。如果有十年，我會回到外科和科學。」

「你知道我沒辦法給你一個數字。」

「是的，我知道。」

「你得靠自己去找到價值所在」，這是艾瑪經常覆誦的句子。我有時覺得，她是在偷懶。好吧，我也一樣從來不給病人明確的數字，可是病人想怎麼做，我們總要有個概念吧？要不然，怎麼做生死判斷？接著我開始想起自己判斷失誤的情況。有一次我勸告家屬，最好摘除兒子的維生系統，結果兩年後那對父母出現，給我看他彈鋼琴的 YouTube 影片，還送杯子蛋糕感謝我們救了他的命。

我開始跟各式各樣的醫療人員做種種新約診，癌症門診是其中最重要的一種，可是還不只這些。在露西堅持下，我們開始去見伴侶諮商師，她的專長是癌症病人。在她沒有窗戶的診療間，露西和我並排坐在兩張相鄰的沙發椅上，詳述我們現在和未來的生活如何被我的癌症瓦解，對未來的了解與迷惘所帶來的痛苦，訂立計畫的難處，以及互相扶持的必要性。老實說，癌症挽救了我們的婚姻。

「嗯，你們兩人對這件事的處理，比我見過的任何夫妻都好，」第一次約談結束時諮商師說：「我不確定自己能給你們任何忠告。」

我們走出去時，我笑了——至少我可以在這件事上達到卓越。多年來對末期病人的照顧不是沒有成果的！我轉向露西，預期看到她的笑容，可是不然，她正在搖頭。

「你還不懂嗎？」她說，握住我的手。「既然現在已經是最好的情況，意思是，再也不會變得更好了。」

大限的重量不會變輕，那麼至少可以變得熟悉？

自從我確診為末期，便開始透過兩個角度看世界，既從醫師的角度去看死亡，也從病人的角度。作為醫師，我知道病人不能宣稱：「我一定會擊敗癌症！」或是自問：「為什麼是我？」（答案是：為什麼不是我？）關於醫療照護、併發症和治療流程，我知道得不少。從癌症醫師的報告和自己所研讀的資料，我很快就明白，今天的第四期肺癌之後也許不再是絕症，一如一九八〇年代後期出現的愛滋病：今日依舊是致死的疾病，但種種新藥不斷出現，有辦法給予病人若干年的壽命。

我的醫師和科學家背景，可以幫助我消化數據，但我對自己的預後所知有限，所以就無法幫上作為病人的我。這麼一來，我就無從判定和露西該不該生孩子，也不知道，在一個生命淡出之時孕育另一個新生命，其意義何在。我更不知道，要不要去為我的職業生涯奮鬥，重拾我全力追求許久的雄心壯志，但不確定如今有無時間完成。

一如我自己的病人，我必須面對自己生而有涯，去弄清楚為什麼我的生命值得活下去。而這方面，我需要艾瑪的協助。在醫師跟病人之間拉鋸的我開始鑽研醫療科學，並且回身向文學尋求答案。在掙扎中，我既要面對自己的生死，也設法重建舊日生命，或者說是在尋找新生命。

我的一週，大部分時間並不是花在認知治療，而在物理治療。我以前幾乎把每一個病人都送去做物理治療。而現在，我發現其困難程度令人震驚。作為醫師，你對生病有個概念，可是若不曾親身經歷，就不會真正理解，墜入情網或是養小孩也是一樣的情形。還要應付隨之而來的成堆文件以及許多瑣碎小事。你掛上點滴，輸液開始注入後，就真的可以嘗到鹹味。他們告訴我，這件事發生在每個人身上，而我在醫界十一年從來不曉得。

物理治療的過程中，不用舉什麼重物，只是舉起自己的腿。我累極了，而且羞死了。腦子沒問題，可是不覺得自己是原來的那個我。我的身體脆弱而乏力，跑半程馬拉松的壯舉，成了遙遠的記憶，自我認同因此得重新塑造。不只如此，難忍的背痛、疲憊和噁心，也都在形塑新的認同。我的物理治療師凱倫問我目標是什麼，我選了兩項：騎車和跑步。面對虛弱的身體，我決心要改變現況。日復一日，我不斷努力，只要體力微微增強，世界就會更寬廣，我也會有不同的樣貌。我開始增加練習的次數、重量與時間，逼自己一直做到嘔吐才停。過了兩個月，我可以起身坐三十分鐘而不覺得疲倦，又能再次跟朋友見面一起聚餐。

一天下午，露西和我開車到峽谷路，那是我倆最愛的自行車活動地點。我一定得提一下當年勇，以前我們都直接從家裡騎到那個地點。可是，此刻對我這輕量級體型來說，起伏的山路實在太艱鉅了。我歪歪斜斜地設法騎了快十公里。去年夏天，我可是輕鬆就騎完四十八公里。現在的體力不可同日而語，不過至少我能在兩個輪子上保持平衡。

這算是勝利，還是認輸？

我開始期待和艾瑪的會面。在她的辦公室，我感覺還是醫師，仍然保留一部分的自己。出了她的辦公室，我不再知道自己是誰。因為我現在不工作了，感覺不像自己，不再是外科醫師、科學家以及擁有光明前程的年輕人。我的行動能力有限，在家裡，我擔心自己不再算得上是露西的丈夫。在生活對話中，我的主動性變少了，而是變成他人討論或協助的對象。

對十四世紀的哲學家來說，patient這個字僅僅意指他人動作的「接收者」，這正是我的感受。作為醫師，我是主動者，我是因；作為病人，我不過是被動的接收者。可是，在艾瑪的辦公室裡，露西和我可以說笑，用醫學術語聊天，一無拘束地談論我們的希望和夢想，試圖拼湊前行的藍圖。兩個月了，艾瑪對於預後仍然抱著模糊的態度，只要我提出任何一個統計數據，她就會提醒我，專注尋找自己的生命價值就好，不要想那麼多。我不滿意她的回答，但至少我感覺到自己的存在。我是一個人，而非一個物體，正在演示熱力學第二定律：

但凡有序，皆朝熵以及衰退而行。

跟死神四目相對，做決定的時間都被壓縮，許多事都很緊急，無法放著不管。第一個大問題：露西跟我該不該生孩子？在我擔任住院醫師後期，我們的婚姻關係有點緊繃，但我們始終深愛對方。我倆的關係仍然非常深切，有許多意義，我們共同珍視的事情也不斷增加，有專屬於彼此的說法。人和人的關係構成生命意義的磐石，對我們而言，養育兒女可為這個意義再添加一個面向。我們一直都想要孩子，從我們的天性、在我們的內心深處，都想為餐桌添一張吃飯的嘴。

渴望成為父母的同時，我倆都想到對方。露西希望我還能活很多年，但是她理解我的預後，認為應該由我來決定，剩下的時光是不是要用來當父親。

「你最害怕或最悲傷的事情是什麼？」有天我倆躺在床上，她問我。

「離開你。」我告訴她。

我知道孩子會帶給全家喜悅，我也不敢想像，在我死後，沒有丈夫、沒有孩子的露西會過怎樣的生活。我堅決主張，這個決定最終必須由她拍板定案，畢竟她得獨自養大這個孩子，而且一旦我的病情惡化，她就必須同時照顧我們兩人。

「有一個新生兒，會不會剝奪我們相處時對彼此的注意力？」她問：「況且，在離世前要跟孩子道別，不是會更加痛苦嗎？」

「要是如此，不是太好了嗎？」我說。露西跟我都覺得生命的意義不是逃避受苦。

多年前我發現，達爾文和尼采對一件事有共識，生物體最關鍵的特徵，就是它的奮鬥精神。用其他方式描述生命，就像畫虎沒畫斑紋。經過這麼多年和死亡共存的生活，我開始明白，死得輕輕鬆鬆，不見得是好事。我倆仔細討論後，雙方家人也給予祝福，於是我們決定生孩子。我們傳遞下去的將是生命，而非死亡。

由於我服用了抗癌藥物，人工輔助生殖看來是唯一的途徑。因此，我們拜訪了帕洛奧圖一家生殖內分泌診所的專家。她效率高又專業，不過她過去的客戶都是一般的不孕症夫妻，所以不太知道怎麼面對末期病人。她一一說完該說的話，眼睛盯著資料夾。

「你們嘗試了多久？」

「嗯，我們還沒嘗試。」

「噢，對。當然。」

終於她開口問：「基於你的……情況，我猜想你們希望趕快懷孕？」

「是的，」露西說：「我們很想馬上開始。」

「那我會建議你開始體外人工受精。」她說。

我提到，可能的話，我們不想創造太多胚胎，以免要銷毀。她看起來有點困惑，來這兒的大多數人都會考量到機率問題。可是，我絕對不想看到，在我死後，露西還得為半打胚胎負責。那是我倆共有基因組的孑遺，我在地球上的最後存在。它們冰在某個冷凍庫裡，不可能育成真正的人。想到它們會被銷毀，就令人難受。科技產生的人造物品，沒人知道要怎麼跟它們建立連結。嘗試幾次子宮內人工授精後，顯然我們需要藉助更高端的科技才能成功。我們得多創造幾個試管胚胎，然後植入最健康的，其他的就讓它們死去。即使在這個世界裡注入新生命，死亡仍然扮演一角。

開始治療六週後，我前去做斷層掃描，檢測得舒緩的療效。我躍下掃描器後，放射師看著我。「嗯，醫師，」他建議：「我不應該說的，可是後面有電腦，如果你想看一眼的話……」我將影像上傳到電腦，打入自己的名字。

痤瘡是令人安心的徵兆。我的體力也有進步，但背痛限制我的活動，也依舊很容易疲累。坐在電腦前，我提醒自己，艾瑪說過：「即使腫瘤有些微增長，只要範圍不大，治療就算有效。」

我父親早就預言，我的癌細胞全部都會消失。他總是叫我的小名，鼓勵我：「帕比，你的掃瞄圖片一定是乾乾淨淨的。」我則是不斷對自己說，些微增長也是好消息。我深吸了一口氣，點開螢幕，影像出現。我的肺，之前點綴著無數個腫瘤，完全乾淨了，除了右上葉有一個一公分大的結節。我可以看到自己的脊骨開始癒合。很神奇地，身體明顯不再背負龐大的腫瘤。一股釋然湧過我的全身。

我的癌症穩定了。

第二天當我們去見艾瑪時，她仍然拒談預後，不過她說：「你的情況非常好，現在起我們每六週再見一次面就好。下次見面時，就可以開始談你的生活將會是什麼樣子。」我可以察覺，過去幾個月的渾沌騷亂漸漸消退，新的生活秩序即將降臨。先前，許多跟未來相關的決定逼得我喘不過氣來，現在總算可以鬆懈下來。

那個週末，從史丹佛畢業的幾個神經外科住院醫師及同儕在本地有個聚會，我很期待去參加，重新跟過去的我建立連繫。然而出席之後，我只更加強烈地感受到，與現在的生活相比，過去的生活根本好到不可思議。環繞在我身邊的同輩和學長，無不充滿雄心壯志，有更多機會邁向成功的人生。他們的身體仍耐得住站八小時開刀的酷刑，人生也沿著一條不再屬於我的跑道前進。我感到自己被困在一首倒過來放的聖誕歌曲中。跟我同期的維多利亞，正在打開令人開心的禮物，包括研究獎金、工作聘書以及論文出版，那些我原本也該有份。而我學長現在過的生活，本來也是我預定實現的未來：年輕學者獎、升遷和新房子。

令人鬆口氣的是，沒人問我的計畫，因為我沒有。我現在走路可以不用手杖，但以後還能不能自然行動，仍然是個未知數。從今而後，我會是什麼樣的人，能維持多久？身障者、科學家、老師或是生物倫理學家？又或者像艾瑪暗示的那樣，再次成為神經外科醫師？還是乾脆當爸爸身兼家庭主夫？作家也不錯。我能做哪些事，該扮演什麼角色？

作為醫師，當病人罹患重大疾病，人生即將改變時，我大略知道他們即將面對的一切，這時就能跟他們一起探索。這麼說來，對那個想要了解死亡的年輕人來說，末期疾病不就是上天給的完美禮物嗎？還有比親身體驗更好的了解方式嗎？可是，我當初並不明白這有多麼困難，當中有太多領域必須去探測、摹繪和體會。我本來總想像，醫師的工作就像火車一樣，在鐵道的兩端移動，帶給病人平穩的旅程。我沒有預期到的是，面對自己大限將至，會完全失去方向，感到天搖地動。回想年輕的自己，總是想要像愛爾蘭小說家喬伊斯說的那樣，「在靈魂熔爐裡鑄造我的種族尚未產生的良心」。但我省視自己的靈魂，發現鍛造工具不堪一擊，爐火又太弱，連自己的良心都無法鑄成。

我迷失在生死交關的荒原，找不到路標。在成疊的科學研究、細胞內分子通路、和無數個存活曲線統計中，我找不到依靠，於是重新閱讀文學。只要跟死亡有關的著作，我都一一收下。比如說，俄國作家索忍尼辛的《癌症病房》（*Cancer Ward*）、英國小說家約翰遜（B. S. Johnson）的《不幸者》（*The Unfortunates*）、托爾斯泰的《傻子伊凡》、美國哲學家內格爾（Thomas Nagel）的《心靈與宇宙》（*Mind and Cosmos*）、吳爾芙、卡夫卡、蒙田、美國詩人佛洛斯特（Robert Lee Frost）、法國作家葛雷維爾（Henry Gréville）以及諸多癌症病人的回憶錄。我在尋找一套理解死亡的語彙，尋找一條路徑，以開始定義自己，再次向前爬行。上帝給了我這項特權，領著我離開文學和學術，讓我親身去體驗死亡，而現在為了了解自己的親身體驗，我必須把它譯回語言。海明威用類似的詞語描寫他的歷程：「獲取豐富的經驗，然後退隱深思，反芻經驗為文字。」我也需要文字，才能前行。

結果，是文學在這個階段把我帶回生活。未來的不確定性高聳在前，使人動彈不得，不管我轉向哪裡，任何行動都被死亡的陰影罩住而喪失意義。但我記得轉變的那一刻，難以承擔的不安開始消退，難以跨越的不確定之海一分為二。我一身疼痛地醒來面對另一天，早餐以外，做任何計畫都不切實際。每次我心想，再也撐不下去了，這時有句話會隨即回應，「我會繼續下去」，合為貝克特的經典名言，那是很久以前我大學時期學到的。我起身下床，向前走一步，不斷覆誦：「我撐不下去了……不，我會繼續下去。」(I can't go on. I'll go on.)

當天早上，我做了決定，我要鞭策自己回去手術室。為什麼？因為我能辦到，因為那就是我。我必須學會以不同的方式生活，視死神為令人肅然、周遊各地的訪客。即使心中了然我終將一死，沒死以前我還是活著的。

接下來六週，我改變物理治療計畫，把重心放在跟開刀有關的能力，包括長時間站立、細微操作小物件以及固定椎弓根螺釘的手掌內旋。

接著又做了一次斷層掃描，腫瘤又縮了一點。艾瑪跟我一起檢視圖片時說：「我不知道你還有多少時間，可是我想說的是，今天排在你前面的那個病人已經服用得舒緩七年，一直沒有問題。在我們對你的癌症覺得放心以前，你還有很長的路要走。不過，看看你的樣子，搞不好有機會再活十年，也許不可能，但總不是天方夜譚。」

這就是我要的預後。不，我要的不是預後，而是證實我沒錯。證實我回到神經外科的決定、回去生活的決定沒有錯。一部分的我為十年的展望歡欣鼓舞，另一部分的我則寧願她說：「回去當神經外科醫師對你來說太不實際了，不如選個比較容易的工作。」我吃驚地發現，儘管經歷這一切，過去幾個月仍有一件事令我輕鬆許多。至少，我不必挑起神經外科那嚴苛的重責大任，有一部分的我不想再肩起那具笨重的軀。外科手術真的是重活，沒有人會怪我不回去。

大家常問，那是不是一種召喚，我的答案一向是肯定的。你沒辦法當它是份職業，因為如果是，那就是世上最糟的職業之一。我的教授有兩位主動勸我別這麼做：「你不是應該花時間跟家人在一起嗎？」但我心想，那你們呢？

我決定從事這個工作，是因為對我而言這個工作是神聖的。最終，再次握住手術刀，那種念頭心癢難熬，我還是無法抵擋。道德責任有重量，有重量的東西就有重力，所以我義不容辭，一定要回到手術室。露西完全支持我。

我打電話給住院醫師培訓計畫的主管，告訴他我準備回去。他興奮極了。維多利亞和我討論，重新歸隊後要怎麼做，才能使我趕上腳步。為了以防萬一，我提出請求，希望有一位住院醫師隨時作為我的後備。還有，我每天只開一床刀。我不在手術室外看病人，也不隨傳隨到。我們會用最保險的方式進行。

手術室的日程排出來了，我被分配做一例顳葉切除術，我最喜歡的手術之一。一般而言，癲癇的起因是海馬迴腦神經傳導出錯，而海馬迴位於顳葉深處。取出海馬迴可以治癒癲癇，不過這個手術很複雜，需要小心把海馬迴切離軟腦膜，後者是腦內一層脆弱的透明膜，就在腦幹附近。

前一晚我詳細閱讀外科教科書，複習解剖學和每個步驟。我睡得不安穩，眼前一直浮現頭的角度、靠著顱骨的手術鋸，以及顳葉取出後，光線從軟腦膜反射回來的樣子。我起床，換上襯衫和領帶。（手術罩袍我幾個月前全交回去了，以為自己再也不會用到。）我抵達醫院，換上熟悉的藍袍，十八個星期以來的第一次。我跟病人聊一下，確定他所有的疑問都已經釐清，然後才開始進行手術室的準備工作。病人插入呼吸管，主治醫師和我經過消毒刷手，準備開始手術。

我拿起手術刀，在病人耳上的皮膚劃下，慢慢進行，設法確定自己沒忘記任何事情，不犯任何錯。我用電烙器加深切線，直至骨頭，然後用鉤子掀起皮膚。每一件事情感覺都很熟悉，肌肉記憶回來了。我拿起鑽孔器，在顱骨上鑽三個孔。這時，主治醫師噴水為鑽子降溫。我換用開顱器（側向切割的鑽頭），將三個孔以切線連上，鬆開一大片頭骨。啪一聲，我起出頭骨。眼前是銀色的硬腦膜。我很高興，硬腦膜沒有遭到鑽頭損壞的跡象（初學者常犯的錯誤）。我以一把銳利的刀子，我切開硬腦膜，沒傷到下面的大腦。再次成功了。我開始放輕鬆。我用小縫線把硬腦膜往後固定，免得它在手術時擋住重要的視角。大腦柔和地搏動，亮閃閃地。在巨大的大腦中，靜脈叢穿過顳葉頂部，原始而完整。熟悉的桃色腦迴向我招手。

突然，我視野的邊緣暗了下來。我放下工具，從手術檯退後。眼前一大片黑色侵入，一陣頭部暈眩襲擊了我。

「抱歉，長官，」我告訴主治醫師：「我有點頭昏。我想我必須躺下來。資淺住院醫師傑克會完成這個手術。」

傑克很快就來了，我告退。我在休息室吸吮了些橘子汁，躺在沙發上。過了二十分鐘，我感到好了一點。「神經心源性暈厥。」我對自己嘟囔。自律神經系統讓心臟短暫停工，用白話講就是膽怯了，這只會發生在新手身上。我對自己回到手術室的預想可不是這樣的。我去更衣室，把髒了的手術袍丟進籃子，穿上平民百姓的服裝。出去的時候，我抓起一疊乾淨的手術袍。我告訴自己，明天會更好。

的確如此。每一天，對於每一刀床，我一步步地感覺越來越熟悉。第三天，我從病人的脊椎移除一枚退化的椎間盤。我瞪著那枚突起的小圓碟，記不起確切的行動。負責監督我的研究醫師建議，用修骨鉗一點點削去。

「沒錯，我知道通常是這麼做的，」我咕噥著：「可是，有另一個方法……」

我緩緩削了二十分鐘，腦子一直搜尋之前學會的更優雅的方式。到了下一塊脊椎時，它像閃電般回到我的腦中。

「骨膜剝離器！」我叫道：「錘子！咬骨鉗！」

整塊椎間盤三十秒鐘就取出了。「這是我的方法。」我說。

接下來的兩個星期，我的體力持續增進，流暢度和技巧同步增進。雙手重新學會操弄小於一公釐的血管而不予損傷，手指喚回原本已會的老技倆。過了一個月，我的開刀床數幾近正常工作量了。

我把自己的工作範圍限縮在開刀房的工作，至於行政事務、照顧病人以及夜間和週末待命，就留給維多利亞和其他資深住院醫師。反正，那些技術我已經學到家了，現在只需要學習複雜手術的微妙之處，使自己的訓練更加圓滿。每一天工作結束，我的精疲力竭難以言喻，肌肉彷彿著了火，雖然整體來說有進步，但就是慢。

但是，實情是工作毫無喜悅感。從前開刀，打從骨子裡感到很快樂，但現在只剩下鋼鐵意志，努力去克服噁心、痛楚與疲憊。每晚回家，我匆匆吞下一手掌的止痛藥，然後爬上床，臥在露西身旁，她也已經回到全時工作。她正在前三個月的懷孕初期，小孩預計六月出生，屆時我將完成住院訓練。我們有一張孩子的囊胚相片，就在植入前拍攝的。(「她有你的細胞膜。」我對露西說。)不過，我依然決心回到自己之前的生命軌道。

確診後六個月再次掃描，顯示一切穩定，於是我重新展開覓職。癌症已經控制住，我可能還有幾年可活。我為之努力多年的事業目標，本來因病而消失，現在似乎回到掌握之中。我幾乎聽得見號角正在吹奏勝利的樂章。

我下一次見艾瑪時，我們談及生命，還有生命帶我走上的方向。我憶起美國政治家亨利．亞當斯（Henry Adams）比較過內燃機的科學力量以及聖母瑪利亞的存在性力量。科學上的問題許多已得到解決，於是存在性問題就有廣闊的探索空間，兩者都屬於醫師關切的範圍。我最近聽說，在我生病期間，史丹佛的外科醫師兼科學家職缺（原先我是當然候選人）已經有人補上。我很難過，告訴了艾瑪。

「嗯，」她說：「這種醫師兼教授的事情會是個苦差事。可是，你早就清楚了，很遺憾你沒機會去做。」

「是啊，我想只有長達二十年的科學研究，才會令我興奮不已。沒有那樣的時間框架，我不敢說自己會那麼想當科學家，」我設法安慰自己：「一、兩年做不成多少東西。」

「對，而且要記住，你現在情況非常好。開始重新工作，即將有個孩子。你正在發現自己的價值，這點並不簡單。」

當天稍晚，一位年輕的教授（原本是住院醫師，也是我的好友）在走廊上攔住我。

「嘿，」她說：「許多人在教學會議上討論你的動向。」

「我的動向？出了什麼問題嗎？」

「有些教授擔心你能否順利結業。」

住院訓練的結業條件有二。首先，滿足全國和本地的一些規定，這些我已經完成了；還有，教授的核准。

「什麼？」我說：「我不想自誇，可是我是個好外科醫師，不下於——」

「我知道，他們可能只是想看到你挑起總住院醫師的全副職責。因為他們很喜歡你。我句句屬實。」

我知道她說的沒錯，過去幾個月，我只不過在擔任外科技師罷了。我一直拿癌症當作藉口，不去承擔醫療病人的全部責任。另一方面我也承認，這個藉口實在不錯。可是現在我更早來，待到更晚，也全力照顧病人，在每天十二個小時的例行日程外，又額外多工作了四小時。於是病人回到我全神貫注的焦點。頭兩天，我感覺自己得辭職才行，成天跟陣陣襲來的噁心、痛楚和疲憊作戰，得在空檔裡躺上一張沒人用的床睡覺。不過，到了第三天，我再次感到工作的喜悅，儘管體不從心。再次跟病人建立連繫，讓我找回這份工作的意義。我在兩床手術之間、在巡房前服用止吐藥、非類固醇消炎藥。雖然身體不舒服，可是我整個心神都回到了工作。我開始在新進住院醫師的沙發上休息，不再睡在空的病床上，這樣就可以監督他們照料我的病人，在忍受背痙攣發作的時候給他們忠告。身體所受的酷刑越惡劣，我越珍惜自己能完成的工作。第一週結束，我連續睡了四十個小時。

可是，我現在又可以發號施令了。「嗨，老闆，」我說：「我剛在看明天的病例，我知道第一床刀預定做腦半球間切開術式，可是我認為如果做頂骨跨皮質切開術式，會比較安全而且比較容易。」

「真的？」主治醫師說：「我看看影像……你知道嗎？你說得沒錯。能不能請你改變預定的手術？」

第二天：「嗨，長官，我是保羅。我剛在加護病房見到傅先生和他的家人。我認為，明天我們得替他做前位頸椎間盤切除及骨融合手術。你同意我排這床刀嗎？你什麼時候有時間？」

我也在手術室展現全副衝刺的速度：「護士，能不能呼叫徐醫師？我在他抵達這裡以前就會開完這床刀。」

「他在電話上。他說，你不可能做完的。」

主治醫師一路跑進來，喘著氣，剛消完毒，透過顯微鏡細看。

「我取了一個稍小的銳角，以避開鼻竇，」我說：「可是整個腫瘤都拿出來了。」

「你避開了鼻竇？」

「是的，長官。」

「你一整塊拿出來的？」

「是的，長官，就在桌上，你可以看一下。」

「看起來很好。非常好，你什麼時候變得這麼快了？抱歉我沒早點過來。」

「沒關係。」

患病後，棘手之處在於，你的價值觀不斷在變。你設法弄清楚對自己重要的事物，但之後還是會反覆確認。就像信用卡被拿走後，我不得不學會用記帳簿整理支出。你決定要把時間花在當神經外科醫師，可是兩個月後，你不那麼想了。再過兩個月，你也許想去學吹薩克斯風，或想全心服事教會。死亡是個單一事件，可是身懷絕症地活下去，卻是個歷程。

我發現，哀慟五階段那套老掉牙的理論，我居然一一經歷：否定、憤怒、討價還價、抑鬱以及接受，只不過次序倒了過來。確診時，我準備好了去死，甚至感覺良好。我接受了，已經預備好了。然後，當事態逐漸明朗，我發現自己不會那麼快死去時，就跌入了抑鬱。雖然它是好消息沒錯，可是也令人困惑，令人不知不覺地消耗元氣。癌症醫學蓬勃發展，統計數據越來越精確，都意味著我可能會繼續活一年，甚至一百二十年。

重大疾病通常會使人心智清明。不過，我從以前早就明白，人終歸一死。我依然記得這個道理，不過我策畫午餐的能力則卻一去不復返。要是我能知道自己究竟還有幾個月、幾年可活，那麼前行的道路將會很明顯。告訴我剩三個月，我會花時間和家人在一起。告訴我還有一年，我會寫一本書。給我十年，我會回去醫病。一次只活一天的現實對我毫無幫助：這一天我該幹什麼啊？

於是到了某一刻，我開始討價還價，也許帶了點懇求的語氣：「上帝，我讀了《約伯記》，但看不懂，如果祢是要測試我的信心，那祢應該明白了。我的信心十分微弱，說不定只要香腸三明治上不放芥末，我就會崩潰了。你用不著啟動什麼超級力量打擊我，你知道……」然後，在討價還價之後，電光石閃的怒意出現：「我努力了一生抵達這裡，然後你賜給我癌症？」

然而，現在我終於安抵否定的階段。我也許在全面否定病情。既然未來任何事情都難以肯定，那我們應該假設自己會長命百歲就好。或許，那是唯一的前行之道。

我開始開刀到晚上或清晨，一心放在取得結業證明，癌症確診已經是九個月前的事。我的身體有點吃不消了。回到家時，我累得不想吃飯。我慢慢增加止痛藥、非類固醇消炎藥和止吐藥的劑量。持續的咳嗽開始出現，據說是肺部死掉的腫瘤結痂造成的。我告訴自己，只需要維持這種毫不留情的工作節奏，再撐一、兩個月，就可以完成住院醫師訓練，轉為比較平靜安穩的教授生活。

二月的時候，我飛到威斯康辛面談工作。他們給的正是我要的一切：花幾百萬元打造的神經科學實驗室，我個人專屬的診療服務，配合我健康所需的彈性上班時間，還有機會拿到終身職教授的資格。露西也會喜歡這個工作機會：高薪、美景、優雅的小鎮以及完美的老闆。「我了解你的健康問題，你應該跟你的癌症醫師關係密切，」科主任對我說：「所以，要是你想繼續接受她的照顧，我們可以支付你來回飛行的費用。不過我們這裡有一座一流的癌症中心，應該可以給你足夠的照顧。你還有任何需求嗎？只要能吸引你前來工作，儘管提出。」

我想到艾瑪之前對我說的。我本來不相信自己當得成外科醫師，現在成功了，這種脫胎換骨的轉變足以使人虔誠地投入信仰。她一向記得我這部分的身分認同，就算我自己忘了，她也會提醒我。多年前，我認為當醫師最大的挑戰在於，要能接受此生內在靈魂的道德責任，設法讓自己回歸本我。她辦到了。我抵達神經外科受訓者的高峰，不但將成為神經外科醫師，而且身兼科學家。每一個受訓者都有志於此，然而絕少人能達標。

當天晚上，科主任在晚餐後開車載我回旅館。他把車子靠路邊停下。「我想給你看看這個。」他說。我們下車，站在醫院前面，眺望一座結冰的湖，遠方岸邊點點燈光從教員房舍流瀉而出。「夏天，你可以游泳或駕駛帆船上班。冬天，可以滑雪或溜冰到醫院。」

這一切像是一場幻夢。就在那一刻，我醒悟了：的確是個幻夢。我們絕不能搬去威斯康辛。要是兩年後我的病情嚴重復發怎麼辦？露西會很孤單，身邊一無朋友、家人，還得獨自照料快死的丈夫和一個新生的孩子。不論我怎麼拚命地反抗，我明白癌症已經改變棋局。過去幾個月來，我用盡每一分力氣把生活重新放回癌症前的軌道，企圖否認癌症對我的生活板塊有任何侵蝕。令人沮喪的是，我試圖想感受勝利在望的滋味，卻只能感受到鉗住我不放的蟹爪（譯按：巨蟹座的英文cancer同癌症）。在癌的詛咒下，生命充滿陌生和緊張的氣氛，我無時不受到挑戰，既不能對死亡視而不見，也不能因此而處處掣肘。就算在癌症撤退的時候，它仍然投下長長的影子。

我失去史丹佛教職時，我安慰自己，主持一座實驗室，唯有二十年的時間幅度才具有意義。現在我明白，那是真的。佛洛伊德一開始是個成功的神經科學家，想要探究人的心智。當他明白，神經科學至少要一個世紀才能趕上他的雄心壯志，就決定放下顯微鏡。我也有類似的感受。想透過研究讓神經外科脫胎換骨，根本是一場豪賭。我的病情使勝算減低，況且，我可不想把剩下的籌碼都放在實驗室裡。

我耳中再次響起艾瑪的聲音：「你必須想清楚什麼對你最重要。」

要是我不再尋求攀上最高的頂峰，成為神經外科醫師兼神經科學家，那麼我想要什麼？

當父親？

當神經外科醫師？

當老師？

我不知道。即使如此，我起碼已經了解，醫師的職責不是峻拒死亡，也不是使病人回復舊有生命，而是敞開雙臂，擁抱生命已經分崩離析的病人及家屬，努力幫他們重新站起，去面對、去弄清楚他們本身存在的意義。這件事情連希波克拉底、邁蒙尼德和奧斯勒都沒有提到。

我作為外科醫師的自負，現在卻被一層層地剝下，不論我再怎麼專注於自己的職責，對病人發揮影響力，頂多只是暫時、倏忽即逝的工作。緊急危機化解後，病人清醒過來，插管拔出，然後出了院，病人及家屬會繼續生活，雖然人生將不再相同。醫師的話能安定心情，就像神經外科醫師的手術刀能減輕大腦的疾病。然而，所有不確定的情況和病象，不管是情緒上還是生理上的，仍然有待克服。

我的原有身分，艾瑪並沒有還給我。但她保護我，使我擁有打造新身分的能力。而且，我終於明白自己為何不得不回到手術室。

四旬齋期的第三個星期天，晶瑩剔透的春日早晨，露西和我跟我的父母一起上教堂。父母剛從亞利桑那飛來和我們共度週末。我們一起坐在木頭長凳上，母親跟坐在我們旁邊的一家人搭訕，先向那位母親誇讚小女嬰的眼睛，然後很快轉移到更實際的話題；她作為聆聽者、傾訴對象和連繫者的本領展現無遺。牧師讀經的時候，我突然笑了起來。經文談到，耶穌感到很挫折，因為追隨者以字面意義去理解他提出的比喻：

耶穌回答說：「凡喝這水的，還要再渴；人若喝我所賜的水就永遠不渴；我所賜的水，要在他裡頭成為泉源，直湧到永生。」婦人說：「先生，請把這水賜給我，叫我不渴，也不用來這麼遠打水。」……這其間，門徒對耶穌說：「拉比，請喫。」耶穌說：「我有食物喫，是你們不知道的。」門徒就彼此對問說：「莫非有人拿什麼給他喫麼？」

在這個經文段落中，作者明顯地在嘲弄那些追隨者，因為他們以字面意義理解一切。我遠離教會已久，但這段文字把我帶回信仰中心。大學畢業後的那段期間，當時我對神和耶穌的觀念非常薄弱（客氣的說法），在鋼鐵般無懈可擊的無神論洗禮下，我用強而有力實證方法砲轟教會思想，後者果然不堪一擊。顯然，透過開明理性的啟發，我們得到合乎邏輯的宇宙。在中世紀哲學家奧坎（William of Occam）的剃刀原則下，信仰者的迷信被乾淨地割除了。神的存在無法證明，因此，信神是不理性的行為。

我成長於虔誠的基督教家庭，祈禱和讀經是每晚的例行公事，但我更像大多數愛好科學的青年，深信我們能以物質的角度理解全世界。建構了科學的世界觀後，我們就能得到一套完整的形上學，進而擺脫過時的觀念，如靈魂、神或身著長袍的蓄鬍白人男性。二十歲期間，我花了頗多工夫試圖為這個偉業建構一個框架。然而，問題隨即會出現，以科學當形上學的仲裁者，不只是將神逐出這個世界，愛、恨和意義也一併遭到放逐；也就是說，那就不是我們所生活的世界。問題不在於，你必須相信神，生命才有意義。而是說，如果你相信科學不能證明神的存在，那你必然會得出這個結論：科學也不能證明生命的意義。最終，生命本身並無任何意義。換句話說，任何存在性主張都無足輕重，只有科學才是唯一知識。

然而悖論在於，科學方法論還是人造產物，所以無法企及永恆的真理。我們建立科學理論以組織、操控這個世界，把現象化約為可處理的單位。科學的基礎條件是可複製性，能一再製造出客觀現象。科學發展成強大的理論系統，可以用來描述形形色色的物質與能量，不過關於人類生命的存在本質與直觀真理，科學知識毫無用武之地。因為人類生命是獨特、主觀又無法預測的。科學提供了最有用的工具，讓我們歸納出有實證基礎、可複製的數據，但相對地，我們卻無法透過科學領會人類生命最核心的層面，包括希望、恐懼、愛、恨、美、嫉妒、高尚、脆弱、奮鬥、苦難與德性。

在這些核心經驗與科學理論之間，永遠都會有道鴻溝。沒有任何思辨系統可以囊括人類經驗的總體。形上學的王國依然是天啟的疆域，這才是奧坎真正主張的，而非無神論。以這些論據為前提，無神論才能成立。最標準的無神論者，是英國小說家葛林（Graham Greene）《權力與榮耀》（*The Power and the Glory*）中的指揮官。神的缺席讓他得到啟示，於是相信無神論。而唯一真實的無神論，一定是根植於全宇宙的視角。不少無神論者最愛引用的一句話，卻沒有表達出這種啟示，也就是諾貝爾獎得主、法國生物學家莫諾（Jacques Monod）所說的：「古約已經裂為碎片。人終於知道，他自無邊、無感的宇宙中隨機浮現，是一個孤獨的存在。」

然而，我回歸基督教的中心價值，包括犧牲、救贖和寬恕，是因為我找不到理由否定它們。《聖經》的教誨在正義和慈愛之間拉扯，舊約和新約的風格也不同。新約說，你永遠做得不夠好，對於善這個終極目標，你永遠無法達不到標準。但我相信，耶穌主要傳達的訊息是慈愛多過正義，沒有例外。

不只如此，我猜想原罪的本意並非要讓人「時時抱著罪惡感」，而是更接近於「對於什麼是善，我們都有個概念，卻無法時時做到」。這才是新約要傳達的訊息。即使你的道德概念像《利未記》一樣定義分明，也無法那樣生活，只有瘋狂的人才有辦法。

當然，關於神，我沒有任何明確不疑的說法。不過，相對於盲目的命定論，人類生命的基本事實的確無可懷疑。何況，包括我在內，沒有人會把知識的權威建立在天啟之上。我們都是理性的生物，不能光憑天啟就活下去。即使神對我們開口了，仍會被貶之為幻覺。

那麼，我想知道，志向遠大的形上學家可以做什麼？

毫無作為？

看來如此。

奮勇走向唯一的真理，但心知肚明，終究會空手而返。或者說，你找得到正確的答案，卻不知道如何驗證它。

到最後，毫無疑問地，每個人都只能看到全貌之一。醫師看到了一部分、病人看到另一部分、工程師看到第三部分、經濟學家第四部分、潛水夫第五部分、酒癮患者第六部分、有線電視工人第七、牧羊人第八、印度乞丐第九、牧師第十。人類知識無法裝進同一類人身上。它生於人與人、人與世界所建立的關係，但這樣還不夠完備，真理來自高於這一切的地方，正如在那個星期天我們所讀到的最後一段經文：「撒種的和收割的一同快樂。俗語說『那人撒種，這人收割』，這話可見是真的。我差你們去收你們所沒有勞苦的，別人勞苦，你們享受他們所勞苦的。」

我躍出斷層掃描機器，離回來操刀七個月了。這會是我住院訓練結束前、當父親前、未來成真前的最後一次掃描。

「想看一眼嗎，醫師？」技術員說。

「現在先不看，」我說：「今天有一大堆工作要做。」

已經下午六點。我必須去看病人，排好明天的手術日程，重看一次片子，口述看診紀錄，檢查術後病人等。八點左右，我在神經外科辦公室的放射影像機前坐下。打開機器，我看著明天病人的片子：兩例簡單的脊椎手術。然後，終於我打進自己的名字。我劈里啪啦地翻閱那些片子，好像在轉動走馬燈玩具一樣，前後比較一番。一切看來相同，舊腫瘤仍然維持原狀……咦，等一下。

我把片子往回拉，再看一次。

就在那裡。一個新的腫瘤，尺寸不小，填滿右中葉。怪的是，看起來像一輪上升的滿月，幾乎完全脫離了地平線。再回到舊圖，我勉強可以看出非常淡的輪廓，鬼影般的前身，如今完全向世界宣告誕生。

我既不憤怒，也不害怕。它就是它，是關於世界的事實，就跟太陽到地球的距離沒有兩樣。我開車回家，告訴了露西。那天是星期四晚上，要等到星期一我們才會見到艾瑪。露西跟我坐在客廳沙發上，各自的筆電放在大腿上，我倆規劃了接下來的步驟：切片、檢驗、化療。這回的治療會更難忍受，我更沒有機會長命百歲。艾略特的詩又冒出來：

可是在我背後，一陣寒冷的峻風中我聽到，

骨頭互擊的振動聲，

嘴角咧至耳際的笑聲……

接著會有兩個星期我做不了神經外科手術，也許會是幾個月，也許會是永遠。我們決定，這些都可以等到星期一再討論。今天是星期四，我已經訂好了明天的開刀工作分配，我打算再做一次手術、最後一次當住院醫師。

第二天早上五點二十分，我開車到醫院，跨出車門時，我深吸一口氣，聞到桉樹，還有……好像是松樹的味道。以前從來沒注意到，我跟住院醫師團隊碰頭，聚在一塊兒準備早上的病房巡查。我們檢視前一晚的工作內容，包括新住院病例以及新的掃描片子，然後趁「死亡及併發症討論會」（M&M meeting）開始前去看我們的病人。神經外科醫師定期舉行這些討論會，聚在一起檢討犯下的錯誤以及出問題的手術。之後，我額外花一、兩分鐘跟病人阮先生談話。他有罕見的古斯曼症候群（Gerstmann syndrome），在我割除他的腦瘤後，他出現一些獨有的障礙：不能寫字、說不出手指名、無法做算術以及左右不分。八年前我還是醫學生時，在神經外科跟診，在最初看過的幾個病人中，就有一個相同的病例。跟那個病人一樣，阮先生的心情極度愉悅，我不確定這是否為症狀之一，至今未看到相關資料。不過那些障礙慢慢消失，口語能力幾乎回復正常，算術能力只差了一點，他應該可以完全恢復健康。

早晨過去，我為自己的最後一床刀消毒刷洗。突然，這一刻感覺極其沉重。該不會這是我最後一次做消毒刷洗？也許吧！我看著泡沫滴下手臂，然後流進排水管。我走進手術室，著袍，罩起病人，注意四角摺得方正整齊。我要這一床刀十分完美。我劃開他下背部的皮膚。病人是個老人，脊椎退化，擠壓神經根，造成身體極度的痛楚。我拉開脂肪，直到筋膜露出，可以摸到一塊塊脊椎骨的尖端。我切開筋膜，順利地分離肌肉，直到只剩下寬而發亮的脊椎骨從切口露出，乾淨、無血。當我開始移除椎板時，主治醫師踱了進來。椎板緊靠椎骨後方，其骨質增生跟下面的韌帶一起壓迫神經。

「看起來挺順利，」他說：「如果你想去參加今天的會議，我可以叫研究醫師進來，讓他開完這床。」

我的背開始痛了。為什麼我沒提早多服一劑非類固醇消炎藥？不過，這個病例應該很快就完工，就差一點了。

「不用，」我說：「我想開完。」

主治醫師清洗消毒，我們一起移除骨質增生。他開始在韌帶上挑除增生物，韌帶下方躺著硬膜，內含脊髓液和神經根。這個階段最常犯的錯是在硬膜上穿孔。我在床的另一側工作，我從眼角瞥見，他的工具附近一抹藍色閃過，硬膜開始突出。「小心！」我說，說時遲那時快，他的工具嘴部咬進了硬膜。

透明的脊髓液開始滿溢傷口。一年多來，我沒有任何一例手術出現脊髓液滲漏，而現在為了修補傷口，我得多花一小時工作。

「拿顯微工具組，」我說：「漏液了。」

等到我們完成修補，移除壓迫的軟組織，我的兩肩痛如火焚。主治醫師脫下手套，表示歉意，然後道謝，留下我收尾。一層層的組織接合得很好。我開始縫合皮膚，用的是尼龍線連續針腳。大多數外科醫師用縫合釘匣，可是我深信尼龍線的感染率較低，這一床刀，這最後一次收尾，就按我的方法來。皮膚完美接合，沒有過緊的地方，就好像不曾開過刀一樣。

太好了，圓滿結束。

當我們拉起罩在病人身上的布時，刷手護士（我之前不曾跟她一起工作過）說：「醫師，這個週末輪到你戴呼叫器嗎？」

「不是我。」可能永遠不會是了。

「今天還有手術嗎？」

「沒了。」可能永遠沒有了。

「哎喲，嗯，我猜這表示有個圓滿的結局！工作幹完了。我喜歡圓滿的結局，你呢，醫師？」

「是啊。是啊，我喜歡圓滿的結局。」

我在電腦前坐下，輸入指令，幾位護士著手清潔工作，麻醉醫師開始讓病人醒來。我以前總是開玩笑地警告大家，我做主的時候，絕不會在手術室播放大家最喜歡聽的勁舞流行歌曲，只會放巴西風爵士樂。因此我在唱機放入了「蓋茲與吉芭托」（Getz/Gilberto）這張專輯，頓時整個房間充滿了飽滿、令人放鬆的薩克斯風音樂。

不久後我離開手術室，然後整理我的東西，過去七年工作累積的東西，包括晚上留宿醫院需要的額外衣物、牙刷、肥皂、手機充電器、點心、頭骨模型還有我的神經外科藏書等。我想了一下，把書留下。它們在這裡會更有用。

走到外面的停車場時，有個研究醫師走向我，像是要問什麼事，可是他的呼叫器響了。他看了一眼，跟我揮揮手，轉身跑回醫院——「以後再找你！」他轉頭對我喊道。我坐進車裡，淚水湧上來，發動汽車，慢慢開出醫院，駛入街道。回到家，走進前門，掛起我的白袍，取下我的識別證。我把呼叫器裡的電池抽出來。我扯下消毒罩袍，花了很久的時間在淋浴間沖澡。

當晚稍晚，我打電話給維多利亞，告訴她我星期一不去上班，可能再也不會去，也不會安排手術室的日程表。

「你知道，我一直反覆做這個噩夢，害怕這一天終將來臨。」她說：「你在手術室撐了這麼久，我不知道你怎麼熬過來的。」

星期一露西和我跟艾瑪見面。她確認了我們預先擬定的計畫：進行支氣管內視鏡檢查，尋找標靶性的突變，或者直接開始化療。我見她的真正理由，其實是要她指引方向。我告訴她，我不去神經外科上班了。

「好的，」她說：「沒問題。假如你想專注於更重要的事情，當然可以停止神經外科的工作，但不要因為是你病了。一個星期前你病得更重。現在只是出現一道不平的障礙，你還是可以繼續在目前的軌道上運行，畢竟神經外科對你很重要。」

又一次，我跨越了從醫師到病人、從主動者到被動者的那條界線。生病前，我的生命可以理解為一連串我過去所有選擇的總和。跟大多數的現代故事一樣，角色的命運仰賴於人的行動，包括自己以及他人的一舉一動。在《李爾王》裡面，葛羅斯特（Gloucester）抱怨道，人的命運就像「蒼蠅碰上了頑皮的男孩」，不過，是李爾王本人的虛榮，啟動了整齣戲的情節發展。

自啟蒙時代以來，個人總是占據舞台的中心。可是現在，我活在一個不同的世界，一個更古老的世界，在這裡，在超然的力量前，人的行為顯得微弱而貧乏。我所在的世界更像是希臘悲劇，而不是莎士比亞的戲劇。再大的努力，都不能幫助伊底帕斯和他的父母逃脫命運，若要掌控自己的人生，他們唯一能接觸到的力量，是透過神諭和預言者所看到的天啟景象。我來這裡，尋求的不是治療方案。讀過這麼多資料，我非常清楚接下來的醫學步驟，因此我尋求的是神諭的智慧。

「這不是終點。」她說，這句話她一定說過一千次了。其實，我不也對自己的病人發表過類似的講話？病人想的問題大多不會有答案。「甚至不是終點的起點。這只是起點的終點。」

我覺得這個說法好多了。

支氣管檢查後一星期，專科護理師阿列克絲打電話來，說找不到新突變可用的標靶藥物治療，因此化療是唯一選項，預定在星期一開始。我提了一些特定的藥物，她說我得跟艾瑪談。艾瑪跟孩子出發去太浩湖了，週末她會打電話給我。

第二天是星期六，艾瑪打來。我問她對於化療藥物有什麼想法。

「嗯，」她說：「你想到什麼特別的事嗎？」

「我想，主要的問題是要不要用癌思停，」我說：「最新的研究顯示，它沒有效，而且副作用更糟，有些癌症中心已減少使用的機會。但在我看來，那只是單一的研究結果。先前有許多研究都強調癌思停的療效，所以我想要把它放入我的治療中。若我對它出現不良反應，再考慮停用。你覺得我這麼分析有道理嗎？」

「是啊，聽起來差不多就是這樣。如果以後再加癌思停，保險公司可能會刁難，所以最好一開始把它放入清單。」

「謝謝你打來。你該回去享受太浩湖的美景了。」

「好的，不過有一件事……」她停了一下：「在規劃你的醫療方案時，我非常樂意看到你能一起加入討論。畢竟你是醫師，明白自己在講什麼，而且這是你的生命。不過，如果哪天你要我全權負責，我也會欣然接受。」

我還沒考慮過卸下包袱，不再為自己的醫療負責。我只是以為，久病成良醫，最終大家都能掌握自己的病情。我記得，自己還是稚嫩的醫學生時一無所知，所以通常會請病人幫忙解釋，他們患了什麼病、正在接受哪種治療、粉紅色藥丸的作用以及腳趾為何是青紫色的。然而作為醫師，我從來不曾指望，病人能單獨做決定，因此我會負起全部的責任。

我發現，自己現在也在做同樣的事，我的醫師身分還在為我的病人身分負責。或許，這是某位希臘之神的詛咒，但我又無法放下掌控權，我覺得那不是負責任的表現。

化療在星期一開始了。露西、母親和我一起去輸液中心。點滴管架設好，我坐進一張舒服的椅子，開始等待。雞尾酒般的綜合藥物，需要四個半小時才能輸入完成。我消磨時間的方式是打瞌睡、閱讀或者發愣，露西和母親在我身邊，偶爾打破沉默、閒聊幾句。房間裡的其他人處於不同的病情階段，有的頭髮掉光了，有的髮型整齊；有些人乾扁無力，有些精神奕奕；有人邊幅不整，有人亮麗光鮮。大家都靜靜躺著，點滴管線將毒藥注入伸出的手臂。我將每三個星期回來治療一次。

第二天我開始感到藥效發作了。深沉的疲倦感以及透進骨髓的乏力感籠罩著我。

正常情況下，吃東西是快樂的一大泉源，如今感覺像是在喝海水一樣。突然間，所有我喜歡的事物都被加了鹽。早餐時，露西為我做了抹上奶油乳酪的貝果，嚐起來的味道好像一塊鹽餅，我只好放在一旁。閱讀也變成苦差事。我答應出版社為兩本神經外科教科書寫一些內容，介紹我和阿維的共同研究成果和治療展望。但這任務我也放在一旁。一天天過去，電視和強迫進食成為時間座標。幾個星期下來，生活的規律開始成形，不舒服感緩慢引退，身體恢復正常，緊接著便是下一輪治療的開始。

同樣的循環持續下去。一些小併發症狀，迫使我在醫院進進出出，也足以擋下我回去工作的念頭。神經外科部門決定，我的工作成果符合全國及地方所有的結業規定。結業典禮定在星期六，就在露西預產日期的前兩週。

那一天來臨了。我站在臥室裡，為結業式著衣打扮，七年住院訓練就在今朝攀上絕頂。突然，一陣噁心感如利刃般擊中了我。這跟伴隨化療而來的普通噁心感不一樣，後者有如波浪朝你捲來，也像波浪一樣會過去。我開始吐綠色的膽汁，絲毫無法控制，膽汁的粉筆味道跟胃酸截然不同，它來自腸胃深處。

我終究去不成結業典禮。

我需要點滴以免脫水，露西趕緊開車帶我去急診處，先設法補充體液。嘔吐停止了，轉變為腹瀉。治療過程中，住院醫師布萊德與我閒聊，讓氣氛緩和不少。我敘述自己的病史，包括所有服用過的藥物，我們最後討論起分子醫療的長足進步，尤其是關於我正在服用的得舒緩。治療計畫很簡單，繼續以靜脈輸液補充我的體液，直到我能夠親口喝下分量充足的液體。當天晚上，我住進病房。可是，當護士檢視我的藥物清單時，我發現得舒緩不在裡面。我請她呼叫住院醫師改正這個失誤。這種事情難免發生。畢竟我服用的藥物多達十二種，難免會有疏漏。

布萊德出現時，早已過了半夜。

「聽說你對你的藥物有疑問？」他問。

「是啊，」我說：「得舒緩沒列入清單，你能加上嗎？」

「我決定讓你停用。」

「原因是？」

「你的肝指數太高，不該用。」

我很困惑。我的肝指數幾個月來高居不下，如果那是問題，為什麼之前沒有人提出來討論？無論如何，這顯然是個錯誤。「我的癌症醫師艾瑪，也就是你的老闆，她知道這些數據，並希望我繼續吃藥。」

住院醫師向來必須在沒有主治醫師的囑咐下做醫療決定。可是既然這是艾瑪的意見，他總該低頭認錯吧。

「可是，它可能造成你上吐下瀉。」

我的困惑更深了。通常一搬出主治醫師，討論立即結束。「我已經吃了一年，沒有任何問題，」我說：「你認為，我突然出現的身體狀況，是得舒緩造成的，而不是化療引起的？」

「對啊，有可能是這樣。」

我的困惑馬上被憤怒取代。醫學院畢業才兩年的毛頭小子，年紀跟我帶的資淺住院醫師差不多，居然有膽跟我辯論？如果他是對的，我當然會聽從，問題是他根本說不出個道理。「唔，我今天下午有提過，要是沒吃這個藥，我骨頭裡的癌細胞就會活化並繼續擴散，造成難以忍受的疼痛。我說得具體一點，我以前打拳擊時骨頭斷過，但當時的痛楚遠比不上現在的病痛。用一到十級來評比的話，現在已經痛到第十級了，我隨時都想尖叫出來。」

「嗯，按照這種藥的半衰期，大概一天內你還看不到停藥的效果。」

我看得出來，在布萊德眼裡，我不是病人，只是清單上的麻煩問題，打個勾就能解決。

「你知道，」他又說：「要不是你的身分，我們根本不會有這樣的討論。我說停藥就停，用你自己的身體去證明，是它引發這些疼痛。」

我們下午聊天的和諧氣氛到哪兒去了？我回想自己在醫學院的時候，有個病人告訴我，她總是穿上她最昂貴的一雙襪子去看醫師。當她脫下鞋子、穿上病人袍時，醫師一看到襪子，就知道她是有身分的病人，必須尊重。（原來問題就在這裡，多年來我偷拿了醫院不少雙襪子，現在腳上的這雙也是。）

「不管怎麼說，得舒緩是特殊的藥，需要研究醫師或主治醫師簽字才行。你真的要我為了這個把他們叫醒嗎？不能等到明天早上嗎？」

我總算懂了。

要盡到對我的義務，他的待辦清單要加一項：打一通難為情的電話給老闆，透露自己犯的錯。他輪值的是夜班。為了滿足住院醫師的訓練規定，大多數機構都不得不採用輪班制。隨之而來的，是值班人員的油條心態，總是想用小手段推卸責任。反正再拖幾個小時，我就是別人的問題了。

「我通常在早上五點服用它，」我說：「你跟我一樣清楚，『等到早上』的意思就是，讓另外一個人在早上巡房後處理這件事，換句話說，多半要等到下午。對不對？」

「好吧，聽你的。」他說，走出病房。

天亮後，我發現他沒有補報那個藥品。

艾瑪路過，進來問候，並告訴我她會搞定得舒緩的問題。她祝我早日復原，並為自己將出門一個星期致歉。當天，我的情況開始變糟，腹瀉問題馬上變嚴重。體液雖然得到補充，可是速度不夠快。我的腎臟開始失去功能，嘴巴乾到無法說話，也無法吞嚥。例行檢查顯示，我的血清鈉濃度幾乎到了致命的程度。我被轉入加護病房。我的軟顎和咽喉有一部分因為脫水而乾死，剝離了口腔。

我疼痛不堪、意識不清，在清醒的邊緣載浮載沉。各門各派的專科醫師被找來幫忙：重症專科、腎臟科、腸胃科、內分泌科、傳染病科、神經外科、一般癌症科、胸腔癌症科以及耳鼻喉科。懷孕三十八週的露西白天一直守著我，而且偷偷搬進我以前的值班室，它離加護病房只有幾步之遙，以便在晚上注意我的情形。她和我父親也加入醫師群的討論。

我神智短暫恢復時，會突然發現，身旁眾人你一言我一句，誰都不服誰。這種場面醫界的人司空見慣，就像大家爭著要當船長一樣。腎臟專家、加護病房醫師、內分泌科醫師、癌症醫師還有腸胃科醫師，一個接一個反駁對方。我覺得自己應該擔起醫療責任。我幾度清醒過來，用電腦打出自己各種症狀的發作細節，並靠露西幫忙，設法兜攏所有醫師，讓他們弄清楚事實，好做出判斷。

我在半睡半醒之間，聽到露西和父親跟每一組醫師討論我的情況。他們評估，首要目標應該是補充流失的體液，直到化療的效應逐漸退去。可是，每一組專家都提出若干鮮為人知的問題，所以主張進行化驗與治療，但當中有些步驟又會被否定。組織採樣、儀器掃描和服用新藥，一樣樣都做了。不過時間又開模糊起來，我也搞不清楚做了哪些項目。我要求聽取這些醫療計畫的說明，過程中，我再度找不到句子的重點，音節也不再清晰。在醫師的言談當中，黑暗突然降臨，我神情恍惚，穿梭於身體與心靈的交界處。我渴望艾瑪在場，掌管一切。

突然，她出現了。

「你已經回來了？」我說。

「你已經在加護病房超過一個星期了，」她說：「不過，別擔心，病情在好轉中。大部分化驗都趨向正常，不久你就可以離開這裡。」我後來才知道，她一直用電郵跟我的醫師群保持連繫。

「你知道你曾經提議你只當醫師，而我可以只當病人？」我問道：「我想那個主意可能不錯。我一直在讀科學和文學相關著作，試圖找到適當的觀點，可是還沒找到。」

「我不確定這種事你能靠閱讀找到。」她回答。

艾瑪現在是船長，這次住院過程一團混亂，幸好有她帶來安定的力量。艾略特的詩句躍入腦際：

自制：船的反應
很愉悅，依著擅長駕帆、掌舵的手
海洋平靜，你的心，原本反應也會
很愉悅，在獲邀時乖乖地搏動
依著控制的雙手

我在病床上往後靠，閉上眼睛。當譫妄再度降臨，眼前一黑，我終於鬆弛了下來。露西的預產期到了，卻沒生。而我終於將出院。從確診以來我掉了將近十八公斤，其中有七公斤是過去兩個星期掉的。我的體重跟我中學八年級時一樣，然而頭髮比當時稀疏很多，多半是這個月掉的。我醒了過來後，對周圍世界的感知很清楚，但是身體卻枯竭了。現在我透過皮膚看得見骨頭，就像真人版的X光影像。在家裡，光是仰起頭來就令我疲憊不堪。舉起一杯水需要兩隻手，讀書更是不可能。

兩對父母都來幫忙。出院兩天以後，露西宮縮跡象頻繁。她留在家裡，我母親開車帶我去艾瑪那邊回診。

「感覺很挫折嗎？」艾瑪問。

「沒有。」

「你應該有挫折感，畢竟這會是一條漫長的復原之路。」

「嗯，好吧。我對總體情況感到挫折，但為了每天有些進步，我準備好回去復健，希望復原得快一點。我做過一次，所以應該是老手了，對不對？」

「你看了上次的片子嗎？」她問。

「沒有，我不怎麼看了。」

「片子很好，」她說：「病況看來穩定，甚至可能略有縮小。」

我們討論即將面臨的情況以及實際作為，比如先暫停化療，等我身體強健一點再說。按照我目前狀況，實驗性的治療計畫也不會收我。除非我恢復一些體力，否則不能進行任何醫療行為。我把腦袋靠在牆上，才能支撐起軟弱的頸肌。我的思緒漫漶。我需要神諭來重新占卜未來，來蒐集鳥或星圖的祕密，來解讀突變基因或存活率曲線的內涵。

「艾瑪，」我說：「我下一步該做什麼？」

「讓自己強壯一點，就這樣。」

「可是當癌復發……我是說，有些事情的機率是……」我停下來。第一線治療（得舒緩）敗下陣了，第二線治療（化療）幾乎致我於死。至於第三線，就算我還有機會回去治療，應該也不能保證什麼成效。在第三線以外是廣袤無邊的未知領域：實驗性治療。疑惑的句子溜出我的嘴巴：「我是說，我是否還有機會回到開刀房、自由地行走，甚至——」

「你還有五年的好日子。」她說。

她下了定論，但不是用那種頒布神諭的口吻，也沒有虔信者的信心。她說出口的，反而更像是祈禱，彷彿我是那個只能用數字表達想法的病人。她好像不是對我說話，而是像個凡夫俗子一樣，向主管萬事萬物的命運之神發出祈求。我們這對醫師與病人，關係有時像雇主與雇員，有時則如此刻，兩人單純地互相打氣，而其中一人的腳下就是深淵。

醫師，原來也需要希望。

見完艾瑪回家的路上，露西的母親打電話來說，她們正往醫院開去。露西開始陣痛。我告訴她：「一定要提早問他們關於半身麻醉的事情。」露西痛到快受不了了。我回到醫院，父親推著我的輪椅。我躺在接生室一張摺疊床上，熱敷墊和毯子讓皮包骨的我不至於冷得發抖。接下來的兩小時，我看著露西和護理師一步步進行分娩的儀式。當收縮逐漸加強，護理師便喊出推送的計數：「一、二、三、四、五、六、七、八、九、十！」

露西轉向我，臉上帶著微笑。「好像我在做什麼運動一樣！」她說。

我躺在小床上，回她一個微笑，看著她的肚子升起。在未來露西和女兒的生活中，我應該會缺席許許多多的場合，如果這是最重要的一次，我也認了。

午夜後某一刻，護理師推醒我。「時候差不多了。」她輕聲說道。她拿起毯子，協助我坐到椅子上，好靠近露西身旁。產科醫師已經在房間裡，年紀不比我大。嬰兒的頭出現時，她抬頭看我。「先告訴你，你女兒的頭髮跟你一模一樣，」她說：「濃密得很。」我點頭，在露西分娩的最後時刻握住她的手。然後，最後一次推送，七月四日凌晨兩點十一分，她出世了：伊莉莎白・阿凱迪雅—凱迪。我們幾個月前就取好了名字。

「這位新手爸爸，要不要跟寶寶來個『肌膚之親』呢？」護理師問我。

「不行，我體溫……太低……了，」我牙齒打顫：「不過我想抱她。」

他們用毯子包起她，交到我手中。我一手感受她的重量，另一手緊抓著露西的手，生命的可能性在我們面前迸發四射。我體內的癌細胞會繼續死亡，或者再度開始生長。眺望前方的廣袤空間，我見到的，不是空無一物的荒原，而是全新的空白頁，我會在上面繼續寫下生命的章節。

然而，我們家現在動力十足。

一天接著一天，一星期接著一星期，凱迪不斷綻放生命力：第一次抓住東西、第一朵微笑還有第一聲大笑。她的小兒科醫師在表格上定期記錄她的成長軌跡，一項項打勾註記，觀察她的進步。圍繞著她的，是嶄新明亮的世界。她坐在我的大腿上微笑，被我隨口亂哼的歌聲所吸引。她就像一團白熾之光，閃耀整個房間。

時間對我而言，現在是把雙刃劍。每過一天，上次發作的痛楚就離我更遠，但卻更靠近下次發作的時間，搞不好更接近最後的死期。大限之日好像比我預期來得遲，但一定比我所希望的時間更早。

我猜想，領悟到這一點之後，大家會有兩種反應。最常見的就是升起一股衝動，讓自己忙得團團轉，以「活出全副的生命力」。我們到處旅行、享受美食，展現各種雄心壯志，以彌補過去的遺憾。不過，癌症的殘酷之處在於，它不只限制了你的時間，也限制了你的精力，能擠進一天裡做完的事情大不如前。現在參賽的是隻疲倦的兔子，就算還有精力，我也寧可選擇烏龜的步調。我慢慢走，緩緩思考。有些日子，我只是想辦法撐過去。

如果我們動作加快，時間就會變長，那麼幾乎不動時，時間會跟著變短嗎？一定是的，我的日子已經少了很多。

今天跟明天，我已經找不到什麼事情可以區分，開始感覺時間是靜態的。

「時間」這個詞有幾個不同的用法。比如說「現在『時間』是兩點四十五分」，或是「這段『時間』我過得不太好」。在這些日子裡，時間感覺上不太像滴答的時鐘，更像是一種存在的狀態。我日子過得越來越慵懶，心思也放開許多。

作為外科醫師時，在開刀房時我得全神貫注在病人身上。那時我認為時鐘的指針位置是絕對的，從來不覺得它們沒有意義。如今，不管現在是幾點、今天是星期幾，對我來說都沒有意義。在醫學訓練的要求下，學生得毫不留情地向前看，無論有什麼牽掛或享受，都等到功成名就再說。所以我們總是在想，五年後自己會在幹嘛。可是，這個問題現在對我來說無解。我也許死了，也許還活著。搞不好我恢復健康，還變成了作家。一切都是未知。所以，花時間思考將來根本沒啥大用，還不如把每一天過好就可以了。

那我又該用何種時態描述自己呢？以前我是神經外科醫師，那現在還是嗎？未來還能繼續保有這個身分嗎？我真的搞不清楚。小說家格雷安・葛林說過，我們在二十歲前就把人生活完了，剩下的只是回味。那麼，我現在活在什麼時態裡？我是否已經超出了現在式，進入了過去完成式？未來式似乎遙不可及，聽到別人討論將來的事，令我感到格格不入。幾個月前，史丹佛的校友舉辦畢業十五週年派對。我站在戶外的四方庭，一邊喝威士忌，一邊看粉紅色的夕陽落入地平線。臨別時，老同學們大聲地對彼此承諾：「二十五年後再見！」要是我回答：「嗯……應該沒機會吧！」似乎太不禮貌。

每個人遲早要對大限之日低頭。我猜我不是唯一抵達過去完成式這個狀態的人。我們所懷抱的雄心壯志，有些達成了，有些放棄了，但不論成敗，都已成過去。未來像梯子一樣，只不過它不再往上通往未來，而是被平放，延伸到看不見盡頭的現在。金錢、地位以及《傳道書》裡傳道人所述的一切虛空，我都沒什麼興趣。傳道人說：「我看過日光之下所發生的一切事，不料，一切都是虛空，都是捕風。」真是太有道理了。

然而，有個生命的未來發展不能遭到剝奪，那就是我們的女兒凱迪。我希望我可以活得夠久，足以讓她對我有一點記憶。我沒有辦法像文字活得那麼長。我想過，自己可以留給她一系列的信，那信裡要說什麼呢？我不知道十五歲的時候，這個女孩會是什麼樣子，我甚至不知道她會不會喜歡我們給她的小名。也許，只有一件事我可以告訴這個嬰兒：「你的生命短暫跟我重疊，其餘的都屬於未來。而我的生命，除非奇蹟出現，都將留在過去。」我要說的很簡單：

在人生中，妳會有數不清的場合需要介紹自己，除了列舉你擔任過的職位、做過的事以及對世界的價值，我衷心希望，妳能牢牢記住，妳曾使一個人在臨終前的日子，充滿著豐沛的喜悅。在我過去的歲月，從沒有過這樣的心情，沒有欲求和渴望，只是靜靜地感到愉悅、深深滿足。就在此時此刻，這具有重大而非凡的意義。

尾聲

露西・卡拉尼提（史丹佛醫學院臨床副教授）

親愛的，你留給我，兩件遺產。
一件愛的遺產，
假如天父收到這份獻禮，
祂會感到滿足。
你還留給我一片痛苦疆域，
容量大如海；
從永恆到時間，
從你的意識到我。

——美國詩人艾蜜莉・狄金遜

保羅死於二〇一五年三月九日星期一，身邊圍繞著家人。八個月前，女兒凱迪進入這個世界的產房，離他的病床差不多一百八十多公尺。在凱迪出世後和保羅離世前那段期間，若你看到我們在當地的烤肉餐廳裡啃著豬肋排，笑著共飲一瓶啤酒，一旁推車還有個長睫毛的黑髮嬰兒在睡覺，絕對想不到保羅的生命剩下不到一年；我們也沒想到。

大約在凱迪過第一個聖誕節、她五個月大的時候，保羅的癌症開始對第三線藥物（得舒緩和化療都失效後，醫師建議的治療方案）產生抗藥性。在那個假期，凱迪第一次嘗試固體食物。我們一家人回到亞利桑那金曼，在保羅小從長大的家中過節。蠟燭和話語點亮了屋子裡的氣氛，凱迪穿著舒適的條紋睡衣，上頭有拐杖糖的圖案，她的牙齦上黏著甜薯泥。

接下來幾個月，保羅的體力日益衰退，可是喜悅的時刻仍不斷在我們生活中出現，雖然難免陷入哀傷的心情。我們請朋友來家裡共進溫馨的晚餐，晚上兩人互相擁抱，一邊看著女兒明亮的眼睛和平穩的天性，心滿意足。保羅也常斜躺在單人扶手沙發椅上，裹在暖和的絨毛毯裡，繼續完成他的作品。最後幾個月裡，他全神貫注，一定要把這本書寫完。

冬天轉為春天後，社區的二喬木蘭綻放，粉紅色的花尺寸大如碟子，然而保羅的狀況急轉直下。到了二月下旬，他需要補充氧氣使呼吸順暢。我開始丟掉他沒碰的午餐，但垃圾桶中已有他沒碰的早餐，幾個小時後，我再疊放上他沒碰的晚餐。他素來喜歡我做的早餐。我總是把蛋、香腸和乳酪夾在圓麵包中，可是自從他胃口變小，就改成吐司夾蛋，接著就只剩下蛋，最後連蛋也吃不下。他喜愛各式各樣的冰沙，所以我總是在裡面加入足夠的熱量，但現在他也喝不下了。

保羅就寢時間不知不覺地提早，有時講話會咬字不清，噁心的感覺總是揮之不去。斷層掃描和腦部MRI證實，肺部的癌細胞惡化，而新腫瘤在大腦裡浮現，轉移成軟腦膜癌，這種罕見卻致命的癌症，預後只有幾個月，這段期間，神經功能將迅速衰退。

新消息對保羅打擊很大。他沒多說什麼，作為神經外科醫師，即將面對的情況他心知肚明。保羅原已接受醫師所預期的生命期限，沒料到還要面臨神經功能衰退的折磨，一想到會失去意義和自主能力，令人備感煎熬。我們跟保羅的癌症醫師想好策略，所有處置都要顧及他最重視的能力：保住敏銳的心智，越久越好。

我們安排他參加臨床實驗治療，向一位腦科癌症專家諮詢，還去見他的安寧照護團隊，討論安寧病房的選擇。這一切都是為了充分利用他所剩的時間。儘管我下決心告訴自己要堅強，可是想到他只剩幾個星期可活（也許沒有），擔心他要承受的痛苦，我的心不由自主地揪了起來。我倆雙手互握時，他的喪禮景象便浮現我的腦海。當時我還不知道，保羅會在幾天內去世。

我們相處的最後一個星期六，跟家人在我們小小的客廳裡團聚。保羅坐在他的扶手椅上抱著凱迪，他父親坐在我餵奶時用的止滑椅上，他母親和我窩在旁邊的沙發。保羅對凱迪唱著歌，輕輕地在腿上晃著她。凱迪露出好大的笑容，完全不怕連著爸爸鼻子的輸氧管。他的世界變小了，除了家人，我婉拒其他朋友的造訪。但保羅告訴我：「我要每個人知道，即使現在不能相見，可是我愛他們。我珍惜他們的友情，就算少喝一杯雅柏威士忌，感情依然不會改變。」那一天，他什麼都沒寫。這本書的草稿只完成了部分，保羅現在明白，他不可能寫完了。他沒有那種精力，思緒也不夠清明，時間更加不夠。

為了準備接受臨床實驗性治療，保羅已經停用每日服用的標靶藥物，後者不足以控制他的癌症。停藥後，癌細胞迅速飆高的風險就提升。因此，保羅的癌症醫師吩咐我，每天錄下保羅的生活作息，讓他做相同的事情，以便追蹤他說話和走路的樣子，觀察可能出現的障礙。那個星期六，我準備錄影，保羅選擇了艾略特的《荒原》當作表演項目。他在客廳大聲唸道：

四月是最殘酷的季節，混合回憶和欲望，
攪動無知覺的根，以春天的雨。

全家笑了起來，因為他把詩集朝下放在腿上，堅持靠記憶背誦，雖然醫師交代的作業沒有這一項。

「本性難移！」他母親說，微笑著。

第二天是星期天，我們希望週末平靜感能持續下去。保羅感覺不錯的話，我們會去教堂，然後帶凱迪和她的堂姊去山上公園玩幼兒鞦韆。我們會繼續消化這些近期得知的難過消息，分擔彼此的哀傷，細細咀嚼相聚的時光。

可是，天不從人願，時間加速推進。

星期日一早，我撫摸保羅的前額，熱得發燙，一量有攝氏四〇度。不過他沒有特別不舒服，也沒有其他新症狀。幾個小時後，我們進了一趟急診室。保羅的父親，還有他哥哥蘇曼也在。醫師打了抗生素，以免發生肺炎。不過從保羅的X光片看來，胸口布滿腫瘤，若有感染也看不清楚。我們把保羅帶回家後，其他家人也前來探望。這會不會是癌症急速惡化？下午保羅放鬆地小睡一下，可是他病得很重。我看著他睡，自己哭了起來，然後躡手躡腳地溜進客廳，他父親的淚水和我的淚水在那裡交匯。我已經在思念他了。

星期日傍晚，保羅的情況急轉直下。他坐在我們的床邊，每一口呼吸都很困難，這個突如其來的狀況非常不妙，趕緊叫救護車。我們再次抵達急診室，這次保羅是躺在擔架床上被推進去，他的雙親緊跟在我們後面，他轉向我，輕聲說：「也許就這麼結束了。」

「我在這裡，跟你在一起。」我說。

跟以前一樣，醫院工作人員看到保羅，準備熱情問候。可是，一靠近看到他的情況，就十萬火急展開醫療措施。第一輪檢驗後，他們在他的鼻子與嘴巴前掛上面罩，透過「非侵入性正壓呼吸器」（簡稱BiPAP），讓他呼吸順暢。BiPAP是一種輔助呼吸系統，患者吸氣時，能為他提供強力的機械氣流，替他完成大部分的呼吸工作。這個裝置有助於維持呼吸系統的運作，對病人卻是個考驗：噪音大且力道強，每一次吸氣，嘴唇就被吹開，就像把頭伸到車窗外的狗一樣。我站得很近，彎腰靠著擔架床，手放在保羅的手裡，而機器響起「呼、呼」的重覆節奏。

保羅血液的二氧化碳濃度高得危險，表示他維持呼吸非常吃力。血液檢驗顯示，他身上過量的二氧化碳，恐怕不是幾天所累積下來的，也許已經有好幾週了。同時，他的肺部有更多症狀，身體更加虛弱。他的大腦逐漸適應超標的二氧化碳濃度，所以神智保持清醒，也能觀察到週邊的情況。他理解檢驗結果所呈現的壞預兆，畢竟他還是個醫師。我也同樣理解。此刻，他正被推進加護病房，我跟在他身後，不知道當初他有多少病人在這裡奮鬥求生，或是動過神經外科手術，家屬也一樣坐在床邊的塑膠椅上。「我需要插管嗎？」我們到達病房時，他在BiPAP吹氣的間隔問我：「我到了插管的時候嗎？」

整個晚上，在一連串對話中，保羅先跟醫師、家人會商，最後才單獨跟我討論是否要插管。午夜時分，重症科主治醫師進來跟家屬討論治療方式，他也是保羅長期以來的導師。他說，BiPAP只是暫時的解決方法。剩下唯一的干預手段是為保羅插管，接上人工呼吸器。不過這是他的意願嗎？

關鍵問題也接踵而來：如果呼吸突然停止，還能挽回生命嗎？

矛盾之處在於，如果保羅病得太重，恐怕就此脫離不了人工呼吸器。也有可能就此陷入譫妄，接著器官衰竭，心智先離開，最後身體不再存活於世。我們身為醫師，都目睹過這種令人煎熬的情景。於是保羅開始思索另一個選項：

不插管，並選擇「安寧緩和醫療」，但是死亡的日期會加確定，也更快來到。

「就算我過了這關，」他說，想到自己大腦中的癌變：「也不確定自己所看的未來，還能包含有意義的生活。」這時他母親插話，口氣幾近絕望：「帕比，今天晚上先別做決定，」她說：「讓所有人都休息一下。」保羅確定他那張「放棄急救同意書」還有效後，就同意先不做決定。護士非常體貼，給了他額外的毯子。我關上病房裡的大燈。

保羅得以闔眼到天明，他父親整夜守著沒睡，而我在隔壁房裡小睡一會兒，試著保存氣力。我十分明白，隔天應該會是我這一生最難熬的一天。早上六點，我溜回保羅的房間，燈光仍暗，加護病房的監視器不時發出聲響。保羅睜開眼睛後，我們再次談到安寧緩和醫療；得避免院方先發制人，以侵入性手段減緩他生命的衰退。他開口說，不曉得自己回不回得了家。他病得這麼重，我擔心他會在路上痛苦死去。我說，如果他覺得回家是最重要的事，我會想盡辦法帶你回去。他點點頭，那安寧緩和醫療應該就是我們要選擇的路。或者，有沒有什麼方法能在這裡複製家的氣氛？在BiPAP吹氣的間隔中，他堅定回答：「凱迪。」

凱迪即刻抵達；我們的朋友維多利亞去家裡帶她來。她不知道發生什麼事，開心地守護病人，快樂地窩在保羅彎起的右臂裡。她扯著自己的小小襪子，拍打保羅的毯子，微笑著發出咕咕聲，完全不受BiPAP影響。而機器持續運作，以維持保羅的生命。

醫療團隊前來巡房，他們在病房外討論病情，我和家人也加入。保羅現在出現急性呼吸衰竭，可能代表癌症急遽惡化。二氧化碳濃度還在升高，眾人也更加確定，插管是唯一的辦法了。家人面臨兩難。保羅的癌症醫師打電話進來，希望急性症狀有緩解的跡象，可是在場的醫師不那麼樂觀。他的身體正在迅速衰竭，到底有沒有機會挽回，我請求他們一定要說出內心真正的看法。

「他不想接受孤注一擲的做法，」我說：「如果沒有機會再過有意義的生活，他就要取下面罩，抱著凱迪就好。」

我回到保羅床邊。他鼻樑上套著面罩，用那對深色的眼睛看著我。他的眼神清晰，並以微弱、清楚而堅定的口氣說：「我準備好了。」

「準備好了」，意思是，可以拔掉呼吸輔助器，開始注入嗎啡，準備死去。

於是家人聚集起來。保羅做了決定後，剩下幾分鐘的時間非常珍貴。我們紛紛跟他表達愛意與敬意。淚水在保羅眼裡閃爍，他感謝父母為他所做的一切。他要我們保證，他的文字會透過某些方式發表出來。接著，他最後一次說他愛我。

主治醫師走上前來，他的話給了大家力量：「保羅，你去世後，你的家人會心碎不已。但因為你這麼勇敢，他們一定會振作起來，你是他們的榜樣。」基凡的眼神一直守著保羅。蘇曼說：「平靜地走吧，弟弟。」我內心的痛楚如撕裂一般。我躺到他身邊，這是我倆合躺的最後一張床。

我想起兩人一起躺過的各種床。八年前還是醫學生時，聽到祖父重病的消息，我們縮短蜜月行程，回去幫家人照顧他。那時我們擠在一張單人床上，每幾個小時就醒來給身邊的祖父餵藥。保羅總是俯身靠近祖父的嘴邊，細聽他的要求。看到這景象，我更加地深愛這個男人。

沒想到，這樣的情景卻在不久的未來重現，只是即將臨終的人是保羅自己。二十二個月前，保羅的癌症診斷出爐時，我們在這間醫院另一層樓的病床上哭泣。八個月前，凱迪誕生的第二天，我們也是在這家醫院的產婦病床上一起小睡，相擁而眠。凱迪出世後，我總算睡了一場安穩的好覺。

我還想到，我倆溫馨的床，現在空在家裡。

我仍然記得，十二年前在念耶魯醫學院時，兩人墜入情網，沒多久我就驚訝地發現，我們的身體居然可以配合得那麼密切。自從那時起，兩人都是在四肢交纏時睡得最香。我全心希望，他此刻也感受到一樣的平靜和舒適。

一小時後，護士摘除他的面罩並移走生理監視器，且開始透過點滴注入嗎啡。保羅呼吸規律而淺，表情看起來還算舒服。我還是問他，需不需要增加嗎啡劑量，他點頭，但眼睛沒張開。保羅的母親靠過來坐在病床邊，他父親的手安放在他頭頂。終於，他滑入無意識的領域。

保羅的全家人都在這，他的雙親、兄弟、弟妹，女兒和我，都坐在這裡守著他。過了九個多小時，無知覺的保羅吸氣次數變少，斷斷續續地，間隔也變長。他的眼皮闔著，面容沒有牽掛，長長的手指輕輕地躺在我的手裡。保羅的父母抱起凱迪，再度把她放在床上，依偎著保羅，一邊喝奶，有時打盹兒。房間洋溢著愛，氣氛一如我們多年來一起度過的週末假日。我撫摸保羅的頭髮，輕聲說：「你是勇敢的聖騎士（Paladin）。」這是我對他的暱稱。我靠著他的耳朵，小聲哼唱那首我倆幾個月來自創的小曲，歌詞的主旨是「謝謝你愛我」。

接著，有位很親的表兄弟和舅舅來探視。終於，牧師也來了。家人分享溫馨的小故事和彼此的糗事。說著說著，我們一個個哭出聲來，帶著關懷之情，細看保羅以及彼此的臉。我們沉浸於和保羅聚首的最後時分，此刻既寶貴又沉痛。

傍晚的溫暖光線開始自房間西北向的窗戶斜射進來，保羅的呼吸更加安靜。凱迪用胖胖的小拳頭揉眼睛，她的就寢時間快到了，一位家庭友人抵達，帶她回家。我讓她跟保羅臉頰相觸，父女倆相同的深色頭髮都有幾綹歪斜地躺在頭上。他臉色安詳，她有點迷惑，但還是若無其事的樣子；父親所深愛的寶貝，絲毫沒有猜到這是告別的時刻。輕輕地，我唱著凱迪的搖籃歌，為她唱，為他倆唱，接著我讓她離開。

房裡夜色降臨，一盞壁燈溫暖地亮著，保羅的呼吸變得吃力而不規律。他四肢放鬆，神色看起來仍然安穩。接近九點時，保羅眼睛闔著、雙脣張著，接著他吸一口氣，深深送出最後一息。

這本書在某個意義上並未完成，保羅病況急轉直下，原定的寫作計畫完全被打亂，然而這構成了保羅的真實境況以及他所得面對的現實。在他生命的最後那一年，為了完成理想，保羅不停不歇地寫，時鐘的滴答聲不停催促他。一開始，他常在半夜文泉思湧，躺在我身邊，輕輕敲打筆記型電腦，當時他還是神經外科總住院醫師。後來，他會在下午時分寫作，坐在躺椅上草擬文稿。他人在癌症科的候診間，趁著化療藥物滴入靜脈時跟編輯講電話。不管上哪兒，他都帶著銀色的筆記型電腦。在化療的作用下，他指尖出現裂縫、疼痛不已，我們找到銀線密合手套，可以戴著操作無線觸控板和鍵盤。

癌症惡化，導致他疲憊難耐，得設法維持寫作所需的專注心力，而去看緩和醫療門診讓他找到重心。他下定決心要繼續寫。

因此，這本書充滿急迫感。作者心急如焚，得跟時間賽跑，才能告訴讀者許多重要的事。保羅挺身站在死亡面前。作為醫師與病人，他與死神角力，要看透死前的細節，並接受自己的命運。他想提醒我們，面對有限的人生，如何理解。如今已經很少人會死於三十多歲，不過每天還是會有無數人死去。保羅寫信給他最好的朋友若彬，他在電子郵件裡提到：「肺癌嘛，其實沒什麼令人感興趣的細節。只有悲劇性的情節，讓讀者去想像、設身處地看看可能出現的情形。他們也許會想，『原來到了那個階段，事情會演變成那樣……』不過我要先回到自己的生活中了』。我的企圖就是這樣。我不打算用聳動的方式描寫死亡，也不是勸人要『有花堪折直須折』，我希望大家知道，原來前方路上有些事物在等著。」保羅不只是描繪地圖，而是勇敢地親自走一遍。

在我們的文化裡，對死亡避之唯恐不及，但保羅決定冷眼凝視它，而這樣的無畏精神與典型，卻太少受到讚揚。他的力量來自於自身的企圖心與努力，也來自於他逆來順受的性格，後者恰與怨天尤人截然相反。怎麼活得有意義？他一生大都在跟這個問題角力，而這本書探索的就是這個至關重要的領域。「向來先知就是說書人，」愛默生寫道：「不知怎麼地，他就講出自己的夢。自然而然地，他就抱著喜悅與嚴正的心情，把那些話集結成冊。」寫作此書，這位勇氣十足的先知才有機會成為說書人，教我們以誠實正直去面對死亡。

此書出版前，多數親友都不曉得，保羅在住院醫師訓練後期，我們的婚姻經歷了一場風雨。我樂見保羅把它寫出來。那是我們相處的真實景況，也重新定義我們的關係，見證了我倆生命的掙扎、救贖與意義。他的癌症診斷就像一把核桃鉗，破壞了硬殼，留下婚姻中那塊鬆軟而營養的核桃肉。為了維繫他的生命，也為了我們的感情長久，我們緊守彼此，雙方的愛再也沒有隱藏。

我們也都對各自的好友開玩笑說，拯救感情的祕訣就是當中有人得到絕症。反過來看，我們發現，面對絕症的訣竅，就是彼此相愛，並願意表現脆弱、仁慈、寬厚以及感恩的態度。他確診後幾個月，我們坐在教堂的長凳上並肩同唱聖詠〈僕人之歌〉。我們得攜手面對不確定的未來，一同承擔苦痛，在那個當下，歌詞的字字句句都充滿意義：「我將分擔你的喜悅和悲傷；直到這段旅程結束，我們走到盡頭。」

診斷一出來，保羅就強調，他死後我得再婚。這只是一例，但充分顯示出，在他生病這段期間，直到他過世前，都一直在確保我未來能過得好。他拚了命，確保各方面都安排妥當，包括財務跟我的事業發展，就連成為人母的心願也幫我考慮到了。與此同時，我只能努力確保他當下過得快樂，讓他剩下的日子盡善盡美。我觀察、記錄下他每個症狀，他所有的醫療照護措施，我也會參與討論。身為醫師，這是我一生中所照顧最重要的病人。

在這段日子裡，他有什麼抱負，我都會鼓勵他，當他輕聲說出內心的恐懼時，我也會細心傾聽。在光線微弱、令人安心的臥室裡，我們互相擁抱。我見證、認同也接納他所有的悲傷與憂慮，也不斷給予安慰。我們就像學生時代那樣焦不離孟，談心時兩人還手牽手。化療結束後，我們出去散步，兩人的手就在大衣裡緊緊相握。即使天氣已經變暖，保羅還是戴著帽子，穿著冬季大衣。他很清楚，他絕對不孤單，也絕對不會承受不必要的痛苦。他死前幾個星期，我們躺在家裡的床上，我問他：「像這樣，我頭靠在你的胸膛，你能呼吸嗎？」他回答：「這是我所知的唯一呼吸方式。」我們在彼此的生命中扮演最深刻的角色，這是上天給我的最大恩賜。

我們兩人都從保羅的家人身上汲取了力量。我們承受疾病帶來的打擊，但家人撐起了我們，還支持我們帶來新的家庭成員。兒子重病，保羅的父母悲痛無比，卻仍源源不斷地提供眾人安慰與安全感。他們在附近租了公寓，常來造訪，父親按摩保羅的雙腳，母親替他做印度脆餅配椰子口味的甜辣醃漬物。保羅、基凡和蘇曼會閒坐沙發上，一起討論球迷才懂的美式足球戰術；聊天時，保羅總是把兩腿架高，以減輕背部的壓力。基凡的妻子艾蜜莉和我在一旁談笑，凱迪和她的堂姊伊芙、堂弟詹姆士則在睡午覺。那些午後，我們的客廳像個令人安心的小小村落。

後來，保羅也會坐在客廳裡的寫作專用椅上，抱著凱迪，大聲唸佛洛斯特、艾略特、英國哲學家維根斯坦的著作，而我則替他們拍下快照。這些時刻簡單又平凡，卻充滿了無比的慈愛和美麗，讓人感到非常幸運（雖然是發生了不幸的事件）。其實，我們的確覺得很幸運，並心懷感激，家人與身邊都是這麼溫暖。我們得到這麼多幫助，女兒還來到世上。在這個關鍵的時刻，我們必須完全地相互信任與接納，兩者缺一不可。幸好家人打起精神，努力凝聚在一起，相互支持。

最後這幾年非常煎熬，生活出現許多困難，有時幾乎無法度過，但這段日子，卻也是我一生中看到最多美麗事物、感受最深刻的歲月。每一天，我都必須在生與死、喜樂與痛苦中找到平衡，並探索親情與愛情的深度。

保羅靠著自己的力量和家人、周遭人的支持，從容面對病情的每一個階段，他沒有虛張聲勢、故作堅強，也沒有不合理的信心，認為自己會「征服」或「打敗」癌症。他的本性單純又直接，失去自己計畫好的未來，對此他從不掩飾悲傷，但也會打起精神，去打造新的未來。接到診斷的那天，他哭了。看著我們臥室鏡子上一直貼著的一幅小畫，他哭了，上面有行字「此生剩下的每一天，我都要在這裡與你相守」。在手術室工作的最後一天，他也哭了。他願意打開自己，顯露脆弱的一面，也能接受別人的安慰。即使身患絕症，保羅卻活得很充實。雖然身體衰竭，但他保持開放的精神，給自己打氣，也滿懷希望。這一切不是為了實現那微小的治癒機會，而是要讓生活充滿目的和意義。

保羅在《當呼吸化為空氣》裡的聲音，有力而分明，可是也有些孤獨。在書本的敘述之外，還有環繞在他身邊的愛與溫暖，以及他不受拘束、極度放任的個性。每個人在生活時空中，都包含好幾個不同的自我。在書裡，他是醫師，是病人，並且身處於醫師與病人的特殊關係。他筆下的聲音如此清晰，發自一個時間有限的人，一個永不止息的鬥士。不過，他還有別的自我。書中文字沒有完全顯露出保羅的幽默感以及使壞的說笑本領。此外，他善解人意、溫柔的那一面還有重視親友關係，也都沒有出現在這裡。可是，這是他寫的書，是這段期間他的心聲以及想要傳達的訊息。這是他渴望創作時寫下的東西。的確，我最懷念的保羅，不是最初使我墜入情網的那個強壯、耀眼的醫學生，而是生命最後一年那個美麗、專注的男子，是寫了這本書的那個體弱病人，但他內心從不軟弱。

保羅為這本書自豪，他對文學的愛在此達到頂峰。有一次他說，詩比《聖經》更能安慰人。能夠以自己的生命，鑄造如此明晰有力的故事，告訴讀者如何與死亡共同生活，他非常自豪。二〇一三年五月，保羅寫電子郵件給最要好的朋友，告知自己得了絕症。他寫道：「好消息是，我的壽命已經超過作家艾蜜莉與夏綠蒂·勃朗特姊妹，也比詩人濟慈和美國作家克雷恩（Stephen Crane）活得還久。壞消息是，我還沒寫任何東西。」自此之後，他就走上蛻變的旅程，先放下了充滿熱情與使命感的工作，從丈夫變成了父親。最後，他走向我們所有人都要面對的終極蛻變，從生命走向死亡。令我自豪的是，我自始至終都陪在他身邊，包括他寫作此書的期間。寫作這件事讓他活得有希望。人在因緣際會下，發揮他的自由意志，經過一番巧妙的激盪，就會提煉出如黃金般的「希望」。直到最後一刻，保羅都不斷努力在強調這個精神。

保羅的柳木棺埋在聖塔克魯茲山上的高地邊緣。我們在那邊可以俯視太平洋，下方的海岸線處處有我們的回憶。我們喜歡在那快步健行，享受海鮮大餐以及舉辦生日派對。就在兩個月前，一月裡一個暖和的週末，我們才把凱迪的小胖腳浸入下方一處沙灘的鹹水裡。死後自己的身體要怎麼處置，保羅一點也不擔心，把決定留給了我們。我相信我們做了不錯的選擇。

從保羅的墓地往西方眺望，越過八公里青綠的山頭，就能看到太平洋。環繞他的是遍布野草、針葉樹及黃色大戟的山丘。坐下來，就能聽見風聲、鳥的啁啾以及花栗鼠的奔跑聲。他按照自己的價值觀走完一生，這塊墓地很適合他，充滿自然的開闊感，也能彰顯他的人生。這個地方適合他長眠，也適合我們所有人。祖父最喜愛的祝禱詞中有這麼一段話：「我們不知不覺地升起，抵達永恆之丘的峰頂，那裡風是涼爽的，景色是壯麗的。」

然而，這個地方並非總是那麼宜人。天氣難以預料。墓地在山的迎風面，我來看他的日子裡，有時太陽耀眼、有時濃霧籠罩、有時急驟的寒雨打得皮膚生疼。這裡既是令人難受的惡地，也是平靜安詳的園地。此處充滿團聚分享的氣息，也帶有孤獨冷冽的氣氛，一如死亡和悲悼。這一切都有其獨特的美感，我都很欣賞。

我常帶著一小瓶馬德拉出產的甜酒來探望保羅。我們蜜月旅行的最後一站，就是在當地品嘗這款葡萄酒。我倒一些在墓地草皮上，跟保羅一起分享。保羅的父母和兄弟有來的話，大家在聊天的同時，我就在一旁撫摸青草，彷彿那些是他的頭髮。凱迪還沒午睡前，會躺在毯子上，看雲飄過頭上，手裡扯著我們帶來的鮮花。保羅追思會的前一天傍晚，我和所有的兄弟姊妹，加上二十個保羅最要好、認識最久的朋友聚在一起。在片刻間，我不禁自問，倒了這麼多威士忌，草地會不會被我們毀了。

每次回到墓地時，總會發現上次帶來的鬱金香、百合和康乃馨給鹿吃了。我想這是它們最好的用途，保羅一定也會贊成。泥土迅速被蚯蚓翻過，大自然的造化持續進行。我才想起，這正是保羅體會到的真理，「生與死密不可分」，而這也深深烙印在我大腦當中。也正因如此，我們才能夠面對世界、找到意義。發生在保羅身上的事的確很不幸，可是，他的人生不是一場悲劇。

我以為保羅死後，只會覺得空虛、心碎。我從來沒想到，在他離去之後，我還能繼續愛他，也不斷感受到無比的愛意和謝意，就像他還在世一樣。雖然如此，難過和悲慟的心情仍然揮之不去，那些沉重感有時壓得我不斷顫抖和呻吟。保羅走了，我無時無刻都在思念著他，不知為什麼，我覺得自己仍身處於我倆共同創造的生活。「失偶不代表婚姻戛然而止，」英國作家路易斯（C. S. Lewis）寫道：「那是一個正常的階段，就像蜜月期那樣。希望我們都能圓滿地、順利地走過這段日子。」我盡力照顧女兒，跟家人培養親密的關係，還從事有意義的工作，包括出版這本書。我定期造訪保羅的墓地，悼念他。我不斷努力，想讓他以我們為榮。我從來沒想過，我們的愛會以這些方式延續下去，且不斷展現生命力。

當我看著保羅當初行醫、後來病逝的醫院，我心中明白，假使他沒死，他會以神經外科醫師、神經科學家的身分做出極大的貢獻。他可以幫助無數病人和家屬度過他們生命中一些最艱難的時刻，這種任務正是神經外科最早吸引他之處。他是個喜歡沉思的好人，本來他可以一直扮演這個角色。結果只留下這本書，但也算是他助人的新方式，只有他能做出這樣的貢獻。不過，這絲毫不會減輕他過世所造成的痛苦，以及我們所承受的失落。可是他在奮鬥中找到了意義。在本書第一部的最後他寫道：「你永遠無法達到完美的境界，但你就像幾何學上的『漸進線』一樣，會不斷貼著那條完美曲線，努力靠近它。」這場戰役異常艱苦，令他傷痕累累，而他從未懈怠。上天賦予他生命，而他以此生命成就此書。《當呼吸化為空氣》就此完成，篇幅不多也不少。

保羅死後兩天，我在日記裡對凱迪寫了一段話：「當一個人死去，往往大家都會說他做人多麼好。請你一定要記得，現在大家說的那些好話，每句都是真的。你爸爸就是那麼好、那麼勇敢。」

深思他的人生目標時，我常會想起《天路歷程》（*The Pilgrim's Progress*）的聖歌詩句：

誰想目睹真正的勇士，就請來此。
沒有幻想與空話，他不怕閒言閒語。
他將日夜勞苦，朝著天堂的路奮進。

保羅決心冷眼直視死亡，所以他生命最後這段日子才活得如此充實，也證明他始終如一。保羅的大半生都在探索死亡的意義，也自問能否誠實、坦然地面對死亡。事實證明，答案是肯定的。

我是他的妻子，也是這個過程的見證人。

譯後記

唐勤

這是一個奇異的過程。此刻我正在醫院接受癌症治療。生命的意義是卡拉尼提追尋的主題，也會是我的人生主軸。翻譯此書經歷了如此不尋常的對照、詰問、死亡經驗、情緒反應，我接受一切，並且深深期待新的境界。

下面所述，是我癌症確診前寫的體會。如今心情已不同，但或可作為紀念。

這是我譯過最痛苦的一本書。

不知道為什麼，我出現了各種奇怪的症狀，似乎是要「幫忙」我去體驗書中若干健康惡化的描述。例如，保羅．卡拉尼提說，一個星期的差別，可以使人從正常變為殘廢；起床上廁所，可以從下意識行動變成需要小心策畫的分解步驟。這些我經歷了。我雖然無法命名自己的肌肉骨骼，卻也獲得了疼痛在不同肌肉間移轉的待遇。我不像他，沒跑過半程馬拉松，也沒騎車上下陡坡的經驗，但是素來愛好健行的我，驟然面對舉步維艱的體態，打擊也許不相上下。

這是我譯過淚流得最多的一本書。

翻譯前言的時候，我正在醫院。佛吉斯描寫追思會上史丹佛教堂內外的氣氛。我坐在父親的病房角落，筆記型電腦在腿上，窗外是新店的冬日天空。等到譯完露西．卡拉尼提的尾聲時，父親去世剛好滿五個月。這段期間，我以為自己很平靜，都想清楚了，沒有悲慟。然而，書中的一些細節，勾起我對父親最後兩個星期在醫院的片斷回憶，眼淚就毫無預警地流了出來。

譬如，露西提到輔助呼吸供應氧氣的機器。我爸用了三種，我不知道名稱，只知道形狀。一開始見到病床上口鼻被罩住的爸爸，很不習慣。軟面罩靠著一條繞過他耳朵和後腦的鬆緊帶套在臉上，帶子會移動，面罩也容易變形，但是不妨礙說話。每隔一段時間，護士會拿個檢驗器來夾住他的小指，測量血氧濃度，據此調整氧氣和水汽的比例。

等我習慣戴面罩的爸爸的臉以後，一天護士發現血氧低於指標，緊張地推來另一具機器，拿走了軟面罩等管線，替他戴上一個硬面罩。機器一開，噪音立即開始，氧氣強迫輸入他喪失功能的肺。面罩和口鼻接合緊密，我猜會妨礙講話，好在這時爸爸不再清醒，看不出有溝通的意願。對我而言，最難忍的是機器就在床頭，床頭是病人跟家人互相表達心意最頻繁的地點，可是為了方便儀器的使用，成排插座都安裝在床頭邊的牆上。因此，巨大的聲響直接打在耳膜上，令人心煩。

露西也提到了氧氣機的噪音，並且形容丈夫的嘴唇如乘車兜風的狗一樣被氣流吹開；他們的女兒凱迪卻絲毫不受面罩或嘈雜的機器聲干擾。唯有心胸完全開放、接納塵世一切好歹的嬰兒才有這樣的能力吧。

第三種氧氣裝置是兩根細管，微微插入鼻孔。在我們跟主治醫師談好，不再對父親進行無謂的標準治療後，擾人的機器移開，啟用了這個新玩意兒。細管另一端連上發出氣泡聲的水袋，單調的聲音繼續來自爸爸頭部上方，不過聲音輕柔了很多，也比較接近自然的水聲。直到爸爸最後停止呼吸，這個裝置都附在他的鼻孔裡。

作者保羅決定採取安寧緩和醫療後，所有管線、監視器都從他身上移除，只留下靜脈點滴注入嗎啡。我讀到這裡，淚水復起。外甥是內科住院醫師，恰好在史丹佛醫院受訓，全書譯完後我寫電子郵件問他：這是美國一般醫院的做法嗎？答案是肯定的。那麼，為什麼台灣的醫院要垂死的病人一直繫著心跳監視器？當時在我的要求下，護士同意不用監視器。但爸爸停止呼吸後，夜班護士衝入房間，立即連上監視器，似乎是為了記錄心跳成為一直線的精確時間，目的只在於填寫死亡證明書。一個值班的住院醫師，我之前沒見過，我想他也從來不曾照顧過我爸，這時被叫了進來。他擠出莊重的表情，宣告我父親死亡，在證明書上簽下他的大名。

保羅敬佩的實驗室主持人阿維接受胰臟癌治療，歷經九死一生的痛苦後，得以回去工作，保羅嘆道：「醫師讓病人走過地獄，自己卻幾乎不知道。」是的。治好的，經過很多煎熬；沒治好的，經過的煎熬可能更多。抽痰、鼻胃管進食、體外呼吸插管、葉克膜心肺急救……真正體會其苦的醫師有多少？

這是我譯過最感慨的一本書。

醫師病了，也要四處張羅，搜尋該領域的專科名醫。

醫師住院了，也要忍受缺少經驗、只顧自己名譽、把工作推給他人的資淺醫師的惡劣對待。（我不禁猜想，這位布萊德〔Brad〕醫師，當作者替他取名時，靈感多半來自：可惡的小鬼〔Brat〕。）

醫師本人病情危急，儘管家裡有四口人是醫師（保羅自己、父親、哥哥、妻子），也擋不住會診的多方專科醫師堅持各自的主張，開單做不必要的檢驗。

是什麼樣的醫療制度，讓醫師過著如此不健康的生活——一天工作十六個小時，沒有假日，午餐是冰淇淋三明治和可樂？我因此慶幸成績優秀的外甥沒有選擇外科，但我目睹他從身材瘦削、體力一流的年輕人，變為虛胖的醫學生，再變為日夜操勞、心情鬱悶、時被小病小痛侵襲的住院醫師。

誰能說保羅的肺癌跟他工作求好心切沒有關係？誰能說保羅的癌症復發，跟他重新扛起總住院醫師全副職責沒有關係？固然他是求仁得仁，然而我想知道那位服用七年得舒緩、癌症得到理想控制的另一個病人，從事的是什麼樣的工作？

書中提到四位早逝的醫師（包括作者自己），一自殺、一車禍、一感染發現太晚還有一個是癌症。三十幾歲的壯年，一流的聰明才智，怎麼會有這麼多例的亡故？

這也是我譯過最感動的一本書。

保羅把他一生的所有關切，以文字組織起來，在我的想像裡，他築成了一口優雅的大鐘，裡面迴響著他的人生組曲。而我，或任何讀者，探頭入內時，甚或只是伸手觸摸鐘面時，都會被他的描述和反省振動，引發我們生命的相關片斷與之共鳴。是他的真切，是他的深入，使我們自然去呼應他的節奏和音律，最終任由應和而成的新音樂在自身中縈繞。

保羅最後留給女兒凱迪的話，我希望那就是我父親養育子女曾有的感覺。儘管他從來不曾說出口，儘管他和我們的年齡都比保羅和凱迪更長。那麼，也就不辜負人間一趟父母之女之緣。

我衷心希望，妳能牢牢記住，妳曾使一個人在臨終前的日子，充滿著豐沛的喜悅。在我過去的歲月，從沒有過這樣的心情，沒有欲求和渴望，只是靜靜地感到愉悅、深深滿足。

人生顧問418

當呼吸化為空氣：一位天才神經外科醫師最後的生命洞察〔揪心感動暢銷版〕

When Breath Becomes Air

作　者—保羅．卡拉尼提（Paul Kalanithi）
譯　者—唐　勤
主　編—郭香君
責任編輯—許越智
責任企畫—張瑋之
美術設計—倪旻鋒
內文排版—張瑜卿
編輯總監—蘇清霖
董 事 長—趙政岷
出 版 者—時報文化出版企業股份有限公司
一〇八〇一九臺北市和平西路三段二四〇號四樓
發 行 專 線／（〇二）二三〇六—六八四二
讀者服務專線／〇八〇〇—二三一—七〇五
（〇二）二三〇四—七一〇三
讀者服務傳真／（〇二）二三〇四—六八五八
郵撥／一九三四—四七二四時報文化出版公司
信箱／一〇八九九臺北華江橋郵局第九九信箱
時報悅讀網—www.readingtimes.com.tw
綠活線臉書—https://www.facebook.com/readingtimesgreenlife/
法律顧問—理律法律事務所　陳長文律師、李念祖律師
印　刷—勁達印刷有限公司
二版一刷—二〇二一年五月七日
二版五刷—二〇二四年八月八日
定　價—新台幣三五〇元

時報文化出版公司成立於一九七五年，並於一九九九年股票上櫃公開發行，於二〇〇八年脫離中時集團非屬旺中，以「尊重智慧與創意的文化事業」為信念。

當呼吸化為空氣：一位天才神經外科醫師最後的生命洞察〔揪心感動暢銷版〕
保羅．卡拉尼提（Paul Kalanithi）著；唐勤譯．
--- 二版 --- 臺北市：時報文化出版企業股份有限公司，2021.05
面；14.8×21公分．---（人生顧問）
譯自：When breath becomes air
ISBN 978-957-13-8879-3（平裝）
1.肺癌　2.病人　3.傳記

415.4682　　　　10005222